自分を受け入れるためのマインドフルネス

伊藤 翠

文芸社

マインドフルネス〜自分を受け入れるための瞑想法

自分を好きになりたい。ありのままの自分を受け入れ、自信を持って生きたい。そう願う人は多いでしょう。しかし、これほどむずかしいことはありません。いいところがたくさんあるのに、だめな点ばかりが目についてしまう。なにかにトライしようとしても不安が先に立ち、無理だよと自分を批判する声がどこからか聞こえてくる。自分を批評して落ち込んだり、自分と向き合わずに逃げ出したりしてしまう。さらに、集団の中に入ると、自分を低く位置づけてしまう。

この自信のなさはどこから来るのでしょうか?

遺伝子を調べると、日本人は、世界でもっとも不安を抱きやすい民族であることがわかります。本文で詳しく説明しますが、不安を抱きやすい遺伝子を世界でいちばん保有しているのが日本人なのです。

不安と自己評価には密接な関係があるので、自己評価を調べてみても世界でいちばん低く自分を評価するのが日本人になります。

不安で頭がいっぱいになっている時、わたしたちは、それが自分だけに起こっている特別なできごとだと考えます。しかし、不安になりやすいのは日本人の宿命なのかもしれません。

わたしたちは変化していく世界に生きています。

その変化する世界とかかわりながら、自分自身も変化していきます。

そこには、少なからず未知の要素が生じます。その未知の要素にうまく適応できない時、わたしたちの心の中に不安が生じます。

マインドフルネス瞑想を練習すると、不安だけでなく、自己批判、怒り、嫉妬など、ネガティブな思考や感情を原因とする情動の嵐に巻き込まれることが少なくなっていきます。そして、置かれた状況や、他人の目、過去の痛みや後悔、未来への不安などの影響を受けずに、自由に意思決定し行動していけるようになります。

自分を信頼し、自信を持って行動できるようになるのです。

それは、自分が作り上げてきた心のパターンを知り、過去を受け入れていく旅でもあります。自分と出会い、和解し、自分を取り戻す旅なのです。

この本は、仏教の瞑想法から宗教的な要素を取り除いて科学的に検証することで、現代医療への応用を可能にしたマサチューセッツ大学医学大学院の教授であるジョン・カバット・ジン博士の考え方に着想を得ています。

もともと仏教瞑想法には、抑うつの再発を防ぐ効果があることが知られていましたが、マインドフルネスを臨床の場に応用したところ、抑うつだけでなく、ストレスや不安障害などの症状緩和に大きな成果をもたらすことがあきらかになってきました。いまではアメリカだけでなくヨーロッパでも多くの病院や診療所が臨床の場にマインドフルネスを用いるようになっています。

そこで主に使われているのが、自分を受容する技術です。患者自身が、自身の問題となっている、恐怖や怒り、悲しみ、不安などを受け入れ、乗り越えていくためにマインドフルネスを用いるのです。その技術は、わたしたちが毎日を健やかに生きるために応用できるものでもあります。

瞑想というと無になることを目指して厳しい修行をするというイメージがありますが、誤解を恐れずに言えば、ゲーム感覚で楽しんでできるものです。

家の中、クルマの中、あるいは、仕事中のブレークタイム、街を散歩している時でもＯＫです。不安だけでなく、怒り、気分の落ち込み、悲しみなどが生じたら、そこがマインドフルネスの〝練習〟の場になります。

それでは、心の中へと、本当の自分と出会い、受け入れる旅へと出かけましょう。

目次

第2章　いつでも帰ることができるおだやかで静かな場所　注意集中力を鍛える　71

デザイン　津嶋佐代子
イラスト　ヒョウ山

第1章

不安、自己批判、低い自己評価…

自信を持てないのはなぜ？

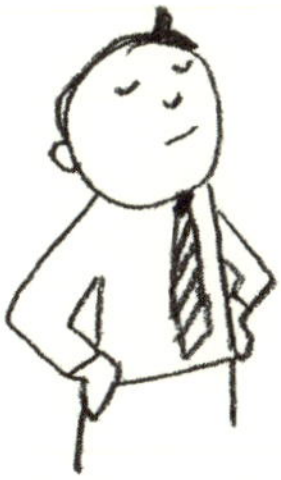

最初に、マインドフルネス瞑想をやってみよう

わたしたちは、一日の半分を目の前の体験から離れ、どこかに心をさまよわせて過ごしているそうです。マインドフルネス瞑想には、そのどこかにさまよっている心を〝ここ、そして、いま〟に連れ戻す働きがあります。〝ここといま〟に戻ってきた心で、自分が実際なにを体験しているか、その時の思考や感情、感覚を観察していきます。

いまどんな状態におかれていても、そこを瞑想の場にすることができるのがマインドフルネスの特徴です。

その流れをおおまかに理解するために、実際に、やってみましょう。椅子に座っていても、寝転んでいても、その場所を練習の場にしてください。手順は以下の通りです（時間があれば、「椅子に座ってのマインドフルネス瞑想」にトライしてください）。

楽な姿勢になってリラックスする

↓

スマートフォンなどのタイマーを3分にセットする

↓

目を閉じる

↓

息の出入りを感じる

↓

息を吸う時には「吸っている」、吐く時には「吐いている」と言いながら呼吸を観察する

↓

思考、感情、感覚が浮かぶ

↓

思考が浮かんだら「考えている」、感情や感覚が浮かんだら「感じている」と言いながら体験を観察する

↓

思考、感情、感覚へのとらわれが消えたら息の出入りの観察に戻る

シンプルなこの作業の繰り返しになります。いま実際になにを体験しているかの観察を容易にするため、その内容を短いフレーズにして、心の中、あるいは、口にして、実況中継していくのです。

それでは、実際にやってみましょう。

マインドフルネス瞑想のポイントは呼吸から意識が離れた時にあります。

その時、なにが浮かんだでしょうか？

不安？　自己批判？　怒り？　欲望？

たった3分でも、とてもたくさんの思考や感情が浮かんでは消えていきます。

もしかしたら、息の出入りから注意がそれたまま、タイマーが終了してしまったかもしれません。

しかし、それもよくあることなので、気にする必要はありません。２章で詳しく説明しますが、わたしたちの心は、なにかに注意の焦点（ここでは呼吸）をあわせていても、そこからさまよい出るようにできているからです。

瞑想というと「雑念を消す」「無になる」というイメージが強いため、心のさまよいが起こると、「うまくできない」、「だめだ、瞑想には向かない」などと失望しやすいものです。そこにとらわれないことが大切です。

心のさまよいの内容がどんなものであろうと、拒絶したり、逃避したり、評価したりしない。どんな思考や感情、感覚であってもユーモアとやさしさを持って受け入れ、

「あ、いま、こんなことを考えている」と好奇心を持って自分を観察する。そして、その体験を手放す作業を続けていくのがマインドフルネス瞑想です。

パーフェクトに瞑想できない自分を許すところが出発点になるのです。

椅子に座ってのマインドフルネス瞑想

ここでは、椅子に座って瞑想する。

現代社会では、椅子に座っている時間が長い。そのため、床に座っての瞑想に固執すると、足が痛くなったり、体勢になじめなかったりで、心の動きに集中できない。

大切なのは、心の変化を見つめることにある。床に座っての瞑想法は付録で説明するが、瞑想そのものに慣れるまでは椅子を使ったほうがよいだろう。そのまま椅子に座っての瞑想を習慣化しても問題はない。

1
背骨の根元が椅子の背もたれに触れるぐらいの位置で椅子に座る

2
ひざを直角にし、肩幅に開いた足を平行させる。両足裏は床に平らにつける

3
スマートフォンなどのタイマーを3分にセットする

4
背骨をまっすぐにし、肩の力を抜く。肩の力を抜いて自然にたれ下がった手をももの上に置く

5
呼吸に注意を向け、鼻腔か、おなかで息の出入りを感じる（呼吸をコントロールする必要はない）

6
息を吸う時に「吸っている」、息を吐く時に「吐いている」と、
呼吸の出入りにあわせて、心の中か、口に出して
つぶやくことで呼吸を観察する

7
しばらくすると注意の焦点が呼吸の観察から離れて
心がさまよい出る。それに気づいたら、その内容にスポットライトを
当て、思考であれば「考えている」、感情や感覚であれば
「感じている」などと短いフレーズにして実況中継する。
心のさまよいが収まるまで、実況中継を続ける

8
呼吸の観察に戻る

9
時間が来たら目を開ける

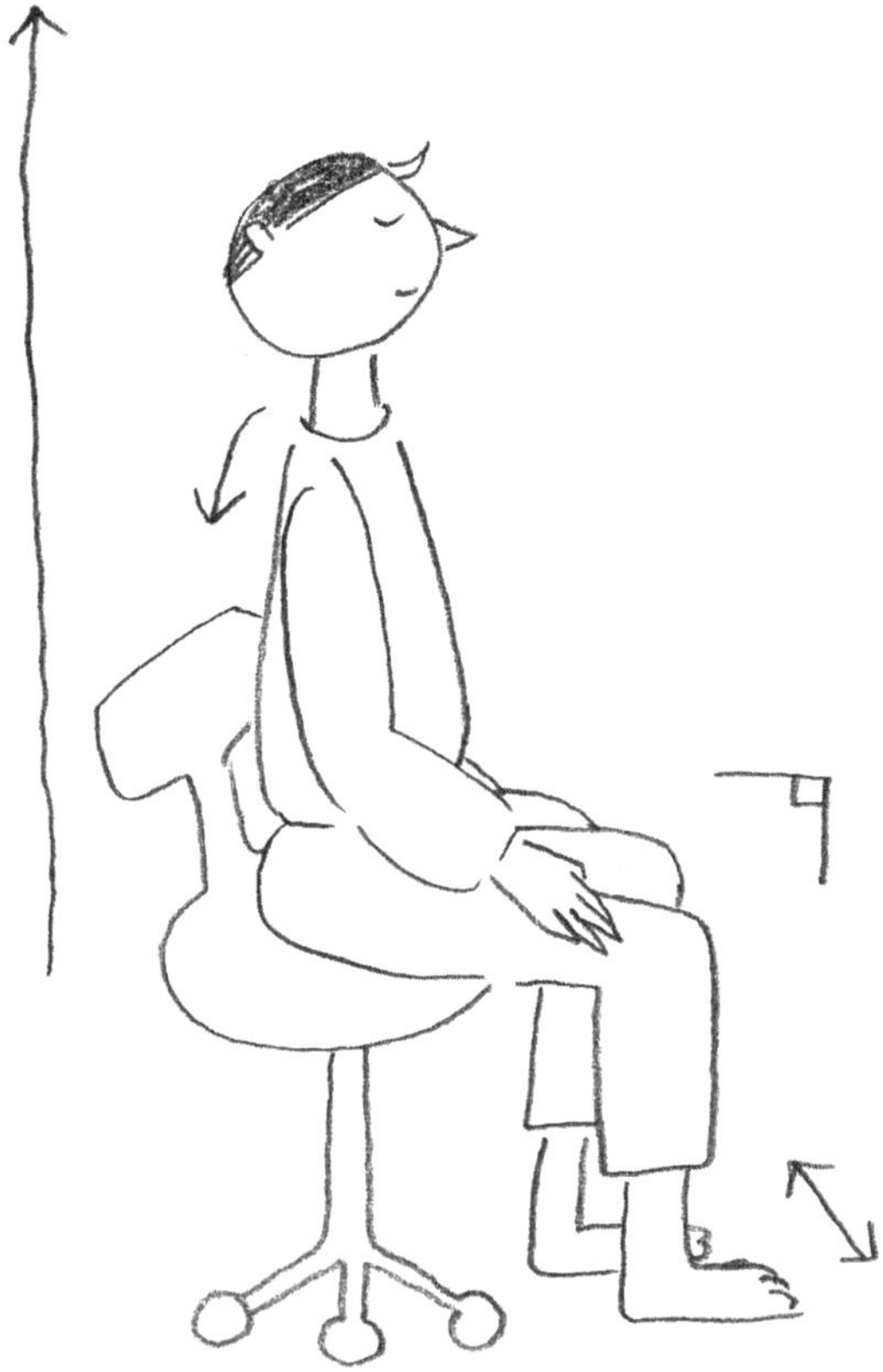

心の治癒につながるマインドフルネス

瞑想中には、必ず、心のさまよいが起こります。それは、不安や自己批判だけでなく、だれかへの怒りや、なにかを求める欲望、楽しかった思い出など、さまざまなかたちをとって現れます。

そのたびに、うまく瞑想できないと嘆くのではなく、「ああ、そうだった。もともと、心はさまようものだった」と、パーフェクトに瞑想できない自分を受け入れる。その〝失敗〟を許し、そこにとらわれることなく瞑想に戻っていく――それは、ものごとをうまくできない自分を肯定的に受け入れる作業の繰り返しになります。

瞑想中に築かれていくこの新しい体験のとらえ方は、人生においても大きな意味を持っています。

それは、成長サイクルをまわすことにつながっていくからです。

著名な心理学者であるデビッド・コルブ博士によれば、成長する、あるいは、学習することとは、４つのステージから成り立っています。

それは、

経験すること

←

その経験を検証して、
自分が持っている情報とのつながりを見出すこと

←

仮説を立てること

←

その仮説をテストすること

です。

このサイクルの中で、〝仮説を立てること〟まではだれにでもできます。しかし、その仮説は、次の〝仮説をテストすること〟を行わないとどんな結果を生むかわからないものです。

もちろん、仮説をテストした結果、失敗することもあります。ところが、テストが失敗に終わったとしても、その失敗が新たな経験になります。成長サイクルがひとまわりし、その経験を検証することで、次の仮説につなげていくことができるのです。

新規事業を立ち上げる場合も、研究者がなにかを発見する場合も、技術者がなにかを開発する場合も〝仮説のテスト〟が欠かせません。そして、これが成長サイクルをまわせるか、あるいは、まわせないかの最大のポイントになるのです。

十分すぎるほどの時間をかけて仮説を立てたとしても、テスト段階で、不安を感じたり自己評価が低いことからテストを躊躇してしまうと、成功するか失敗するかわからないだけでなく、成長につなげていくことができなくなります。

不安、自己批判、低い自己評価が先に立つことで一歩を踏み出せない。このことは、あらゆる場面で人生の選択の幅を狭めていきます。

仮説をテストする前に生じる不安、自己批判、低い自己評価は、すべて自分が自分をジャッジするところから生じているものです。

ジャッジすることなく体験を受け入れていくマインドフルネス瞑想を練習すると、失敗することへの怖れや不安、恥をかくかもしれないという思いなどを克服し、あるがままの体験や自分を受け入れる体験パターンを作り上げていくことができます。

成長サイクルをまわし、成長につなげていくことができるようになるのです。

さまざまな思考や感情を、それがどんなものであっても受け入れていくマインドフルネス瞑想は、自分にはどこか不完全なところがあるのではと懐疑的に自分を見るクセがついていることで大切な一歩が踏み出せないわたしたちの心の治癒につながっていくのです。

安全に生きるために欠かすことができない〝不安〟

わたしたちの頭の中には、朝起きてから寝るまでの間におよそ6万もの思考が生まれるそうです。もちろん、楽しくて心地よいものも多いのですが、なかには、わたし

成長サイクル／成長を阻害するサイクル

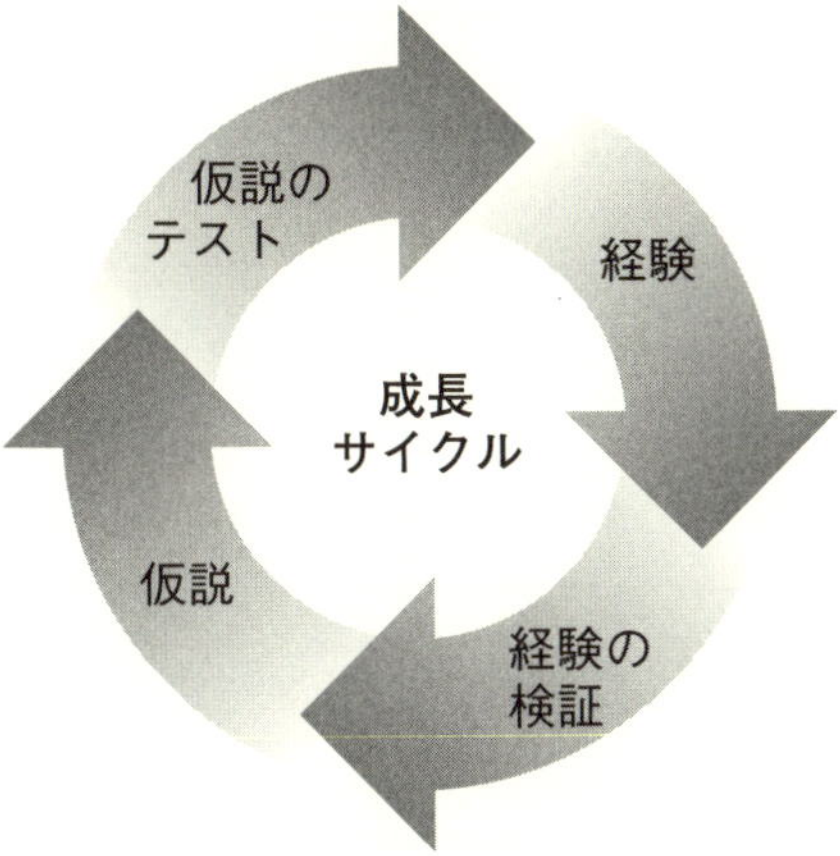

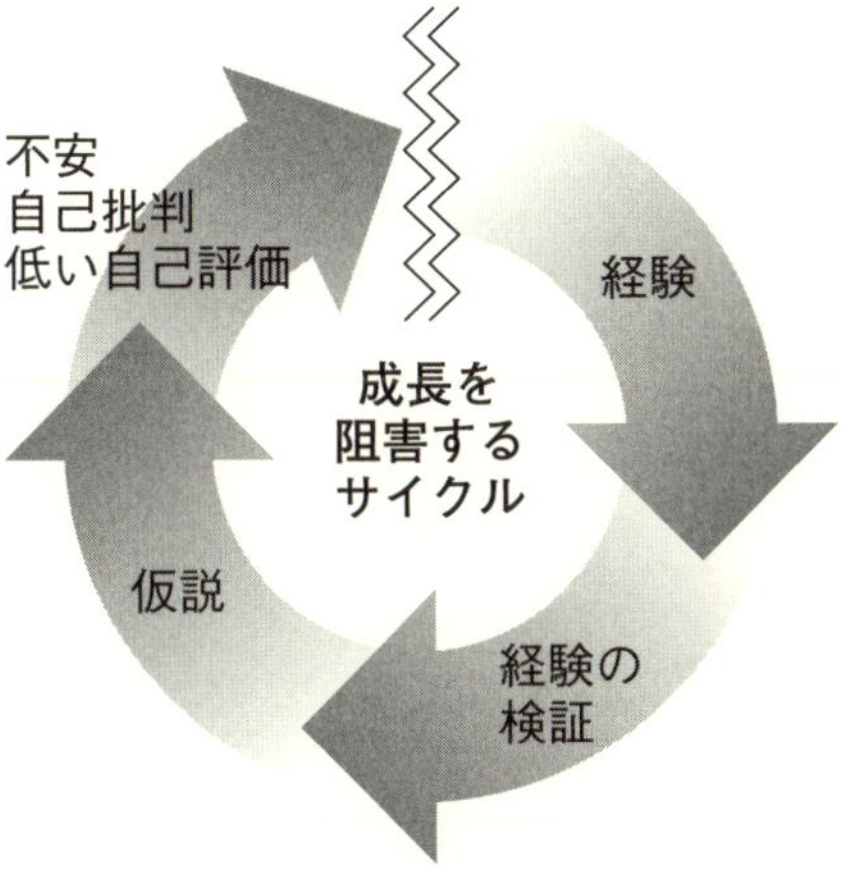

たちを無力で能力がないと思わせ、自信を失わせてしまうものもあります。その代表的なものが、不安と自己批判でしょう。

とくに不安が先に立つと、行動や人生の選択が制限されていきます。手が届くチャンスにしか手を出さないので、それがさらに自己評価を低くしていきます。

ここから、わたしたちの自信を大きく左右する不安とはなにか見ていきましょう。

たとえば、暗い道を歩いている時、うしろからだれかが足早に近づいてきたらだれもが不安になります。

身に危険が及ぶかもしれない時に不安になるのは、これから体験することになるかもしれない危険に備えるため、危機管理システムが働き始めるからです。

その危機管理システムは、わたしたちの注意力を高め、行動を促し、問題をスムーズに解決するための手助けをしてくれます。もし、不安にならなければ、これから起こるかもしれない危険な事態や難問を先取りしてそれに備えることはできません。

このように、不安になることは安全に生きていくために不可欠なものです。

しかし、ときにはコントロールできなくなるような不安もあります。

繰り返し現れては心を悩ませ、ひどくなると、一日中頭から離れないような深刻な不安。それは、集中力や記憶力を低下させ、心を追い立てていきます。その不安を乗り越える自信が揺らぎ、解決への一歩を踏み出すことができなくなります。

戦うのか、逃げるのか？

激しい不安は、ストレス反応が生み出すものです。

ストレス反応は、平原で肉食動物と遭遇した時など、身に危険が迫った時にそこでサバイバルするためにデザインされた危機管理システムによって起こるものです。その危険に際して、わたしたちは、踏みとどまって戦うか、一目散に逃げるか、危険が去るまで死んだ振り（フリーズ）をするかで対応します。

この危機管理システムをコントロールし、恐怖や不安などの情動を作り出しているのが脳の中にある扁桃体です。

扁桃体は脳の両半球にひとつずつある１・５㎝ほどの小さな組織で、不安や恐怖だけでなく、他人とのつながりや性的行動なども調整している神経細胞の集まりです。この小さな体験をその時の状況ではなく、感情のかたちで記憶する働きもあります。この小さな組織がわたしたちの日々の情動のほとんどをつかさどっているのです。

扁桃体は、見たり、聞いたり、嗅いだり、感じたりすることの中に脅威となるものがないか目を光らせ、いったん「危ない」と判断すると脳内のほかの領域や全身に向かって警告シグナルを発します。それを契機に、体、認知力、感情などが身に迫った脅威を回避するために劇的に変化していきます。

その時生じるのが、ストレス反応です。

この扁桃体があるからこそ、わたしたちの先祖は、補食動物や自然災害などの脅威から逃れることができ、現代まで命をつなぐことができたのです。

当時と比べ、はるかに安全な世界にわたしたちは生きています。しかし、わたしたちの脳の中では、周囲にリスクがないか、あいかわらず扁桃体が目を光らせています。

なんらかのアクシデントがあってパニックになった時や、だれかと口喧嘩になった時などに扁桃体の活性化をわたしたちも体験します。そんな時は、筋肉が緊張し、心臓が高鳴り、汗（手のひらの汗も含む）が出ます。体や声が震えたり、興奮したり、胸や胃が痛んだり、息が荒くなったり弱くなったりします。これらは、扁桃体が活性化し、ストレス反応が出ていることを意味しています。

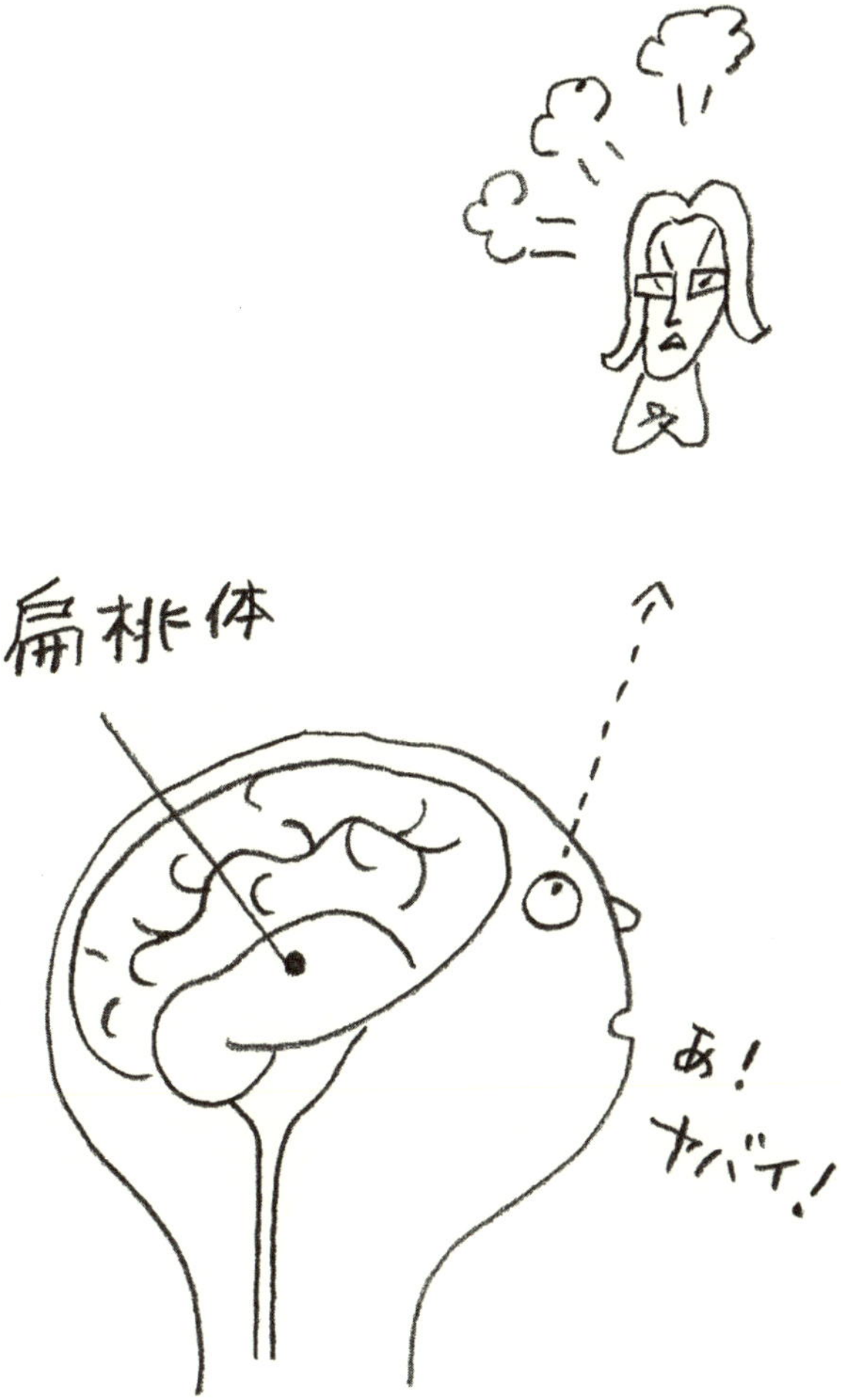
扁桃体
あ！
ヤバイ！

マインドフルネスを練習するとストレスの扱いがうまくなる

ストレスというと、とにかく減らしたほうがよいと考えがちだが、ストレスをうまく使えば、仕事だけでなく、さまざまなできごとにうまく対処していけるようになる。

脅威に遭遇した時だけでなく、なにかにチャレンジしなければならない状況でも、扁桃体は活性化する。扁桃体が警告シグナルを発して、最初に分泌されるのがストレスホルモンであるアドレナリンだ。

少量のアドレナリンは、注意力や集中力、認知的な処理能力を高める。瞳孔を開くので視覚が鋭くなる。心拍数が多くなって脳や筋肉に血液が送られるので、心と体がエネルギーで満たされていく。呼吸も楽になる。心地よい緊張感の中で、なにかにトライするのにうってつけのコンディションを作ってくれるのだ。

ところが、ストレスに過剰に反応すると、精神的にも肉体的にも空回りするようになり、逆に、状況にうまく対処していけなくなる。ストレスをうまく使うか、ストレスに振り回されるかの差は微妙なところにあるのだが、マインドフルネス瞑想を練習すると、アドレナリンが分泌した時の体や心の変化に気づけるようになる。そのため、ストレスの扱いがうまくなっていく。

不安症の人の遺伝子が生き残った

不安と恐怖は似ていますが、それは、不安が高まると、恐怖している時と同じように扁桃体が活性化するからです。不安を感じている時、わたしたちは、実際は〝恐怖〟しているということです。

ところが、恐怖と不安には大きな違いがあります。

恐怖は、差し迫った現実的なリスクです。それは具体的な対象となって現れることがほとんどです。その対象と戦うか逃げるかフリーズしてその脅威をクリアすると、ふだんの状態に心も体も戻っていきます。

一方、不安は、未来に体験するかもしれない恐怖への心配です。不確かな未来のできごとなので結果がすぐには出ないのが特徴です。戦うか逃げるかに火を点けたままの緊張をわたしたちに強いてくるのです。高いストレスを抱えたまま、今後の可能性とシナリオを巡って心が堂々巡りしていきます。まるで、見えないゴーストと戦っているようなものです。

なぜ、わたしたちは不安を感じるようになったのでしょうか?

それは、進化の過程で、不安を繊細に感じ取ることがサバイバルにつながったからだと考えられています。

原始の時代にジャングルを歩いていて、近くの茂みでカサコソと音がしたとします。その小さな音は、風が茂みを揺らしただけかもしれません。しかし、そこにトラやライオンなどの補食動物が潜んでいる可能性もあります。もし、目の前に大きな草原が広がっていたら、そこを抜け切るまで気が抜けない状況です。

その時、近くに落ちている棒や石を拾って戦いに備えたり、迂回したりするのと、のんきに歩き続けるのには大きな違いがあります。もし、トラやライオンがいたら、生き延びる確率が低くなるからです。

リスクを感じ取り、そこに作り出される強い不安。それは、危険な動物や自然災害

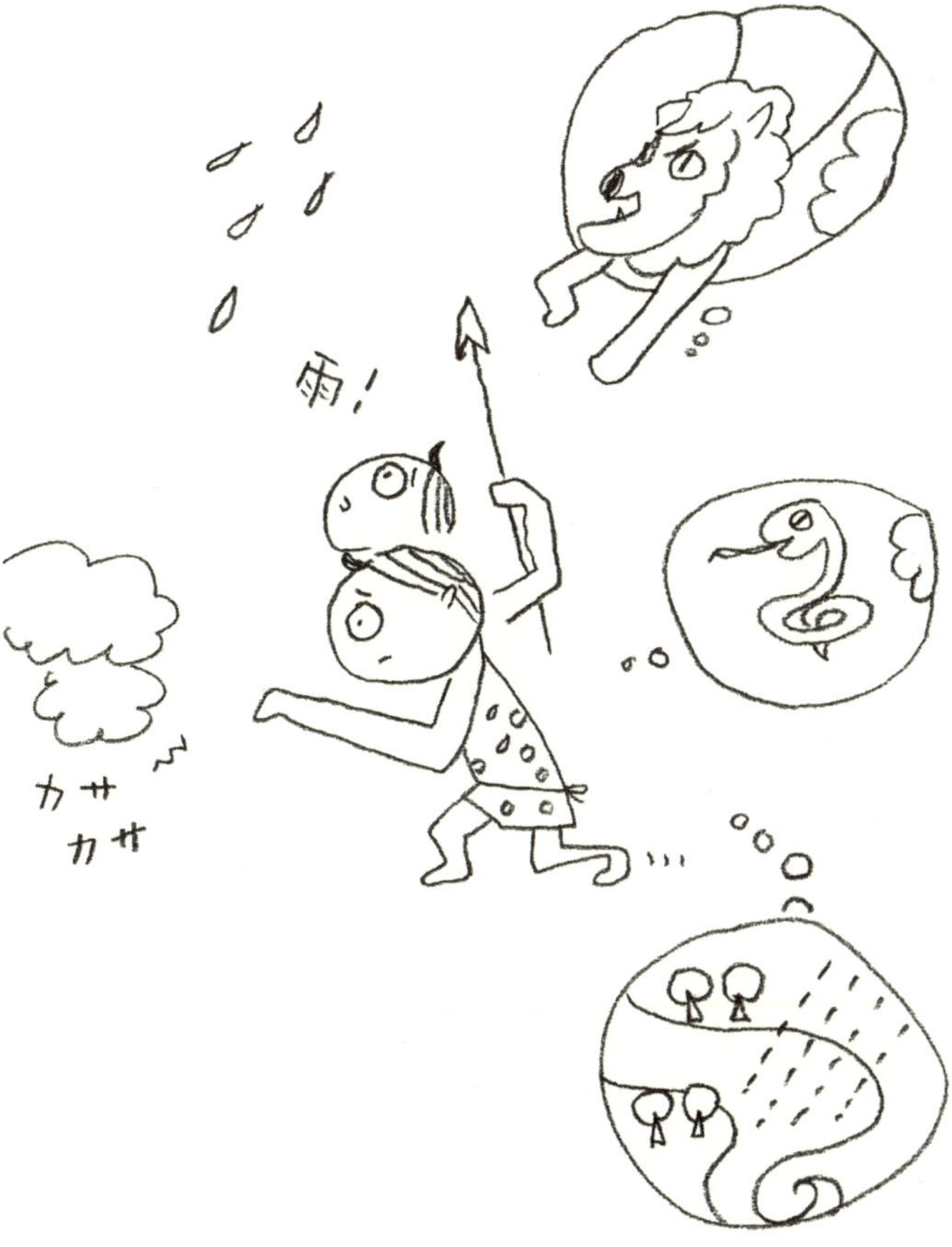
雨！
カサ
カサ

が迫っている時の一瞬の変化に備えさせることで、子どもや群れを守る確率を高くします。一方、補食動物の来襲や自然災害との遭遇をあまり心配しない人たちは淘汰され、遺伝子を残すことができませんでした。そのため、危険を敏感に感じ取る遺伝子が受け継がれ、ほんのわずかなリスクのきざしにも反応するよう脳が進化したと考えられているのです。

つまり、わたしたちは臆病な気質を持った人たちの末裔だということです。不安というとネガティブにとらえられがちですが、わざわざ不安を感じやすいように進化してきたのだといえます。

不安になりやすい遺伝子を世界でいちばん持っている日本人

臆病な気質を持った人たちの末裔のなかでも、とくに不安になりやすく、その性向をもっとも受け継いだと考えられているのが、わたしたち日本人です。ヒトとしてもっとも進化していると考えることができるのかもしれませんが、ちょっと複雑な心境になります。

不安を感じやすいように進化してきた人間は、遺伝子の中にその性向を受け継いできています。

その人が不安を感じ取る度合いを左右することから不安遺伝子と呼ばれているのがセロトニントランスポーター遺伝子という遺伝子です。そして、この不安遺伝子を調べると、日本人は、不安を感じやすい型を持っている人がほとんどで、その保有率が世界中でもっとも高いのです。つまり、世界でいちばん不安を感じやすい民族だといえます。自分に対しても不安を感じやすいのか、世界中の国の中でもっとも低く自分を評価するのも日本人になります。

２００５年、53か国１７０００人を対象に自己評価を調査したところ、自己評価がいちばん低かったのが日本人でした。２０１３年に行われた13～29歳を対象にした政府の年次調査でも、ほかの国（アメリカ、イギリス、フランス、スウェーデン、韓国）では、回答者の70％以上が自信ありと答えたのに対して、日本で自信ありと答えたのは45・８％にとどまり、半分以上の若者が自信を持っていない結果になっています。

自己評価が低い日本人

２００５年の自己評価調査では「わたしはほかの人とほとんど同じように物事を成し遂げられる」、「わたしは自分を肯定的に見ている」、「全般的に見て、わたしは自分を失敗者だと感じている」といった設問に答えてもらっている。結果は以下の通り。数字は自己評価スコアを示している。

上位10か国

セルビア　33・59
チリ　33・12
イスラエル　33・03
ペルー　33・01
エストニア　32・63

下位10か国

韓国　29・17
スイス　29・16
モロッコ　29・13
スロバキア　28・94
フィジー　28・91

米国　32・21
トルコ　32・14
メキシコ　32・04
クロアチア　31・94
オーストリア　31・78

台湾　28・77
チェコ　28・47
バングラデシュ　27・80
香港　27・54
日本　25・50

（出典）Schmitt, Journal of Personality and Social Psychology. News release, Bradley University.

わたしたちを不安にしやすくするのはセロトニントランスポーター遺伝子のなかのS型です。

Ｓ型はセロトニンを神経細胞に運ぶセロトニントランスポーターをあまり作らない遺伝子です。そのため、セロトニンが神経細胞に届きにくくなります。

ハッピーケミカルという別名を持つ神経伝達物質セロトニンは、情動を安定させる働きを担っています。そのため、セロトニンが不足すると不安になりやすく、気分が落ち込みやすくなります。また、情動をコントロールしている扁桃体がネガティブな刺激に反応しやすくなるのです。

２００６年の研究でわかったことですが、日本人にはこのＳ型を持つ人が95・６％もいて、Ｓ型を持つ人が世界中でいちばん多いのです。Ｓ型を持つ人の割合を人種別に調べた別の研究では、少ない順に、黒人、白人、黄色人種となり、東アジアの人々がもっともＳ型を持っていることがあきらかになっています。なかでも日本人は98・３％と突出していました。

注意したいのは、このＳ型遺伝子を持つ人＝ネガティブということではなく、ほかのさまざまな刺激にも反応しやすくなるということです。気分を安定させるセロトニンがあまり働かないために、情動にブレーキがかかりにくくなるのです。

不安遺伝子の型／日米比較

	S/S 型 （S 型遺伝子だけ）	S/L 型 （S 型遺伝子と L 型遺伝子を持つ）	L/L 型 （L 型遺伝子だけ）
日本	68.2%	30.1%	1.7%
アメリカ	18.8%	48.9%	32.3%

（出典）クラウスーピーター・レッシュ「サイエンス」1996　中村敏昭「アメリカン・ジャーナル・オブ・メディカル・ジェネディスク」1997

不安を左右するセロトニントランスポーター遺伝子

神経細胞内のセロトニン量を調整しているのがセロトニントランスポーターだ。セロトニントランスポーターは、その名の通り、脳内でセロトニンをトランスポート（運搬）する役割を担っている。このセロトニントランスポーターがうまく働いていると神経細胞内のセロトニン量を適正に保つことができ、気分の安定につながっていく。一方、うまく働かないと、刺激が情動につながりやすくなる。

セロトニントランスポーターの機能性を決めるのが、セロトニントランスポーター遺伝子だ。結果的に、不安になりやすいかどうかをこのセロトニントランスポーター遺伝子が左右するため、不安遺伝子と呼ばれるようになっている。

セロトニントランスポーター遺伝子は、長いL型遺伝子と短いS型遺伝子の2種類に分かれる。そして、L型を持っていると脳内のセロトニン量が適正に保たれやすくなるが、S型を持っているとセロトニン量が不足しがちで、情動にブレーキがかかりにくくなる。S型は、L型と比べてストレスにさらされた時にもストレスホルモンをより多く分泌し、交感神経の活動が活発になりやすく、不安に

抑うつ発症率

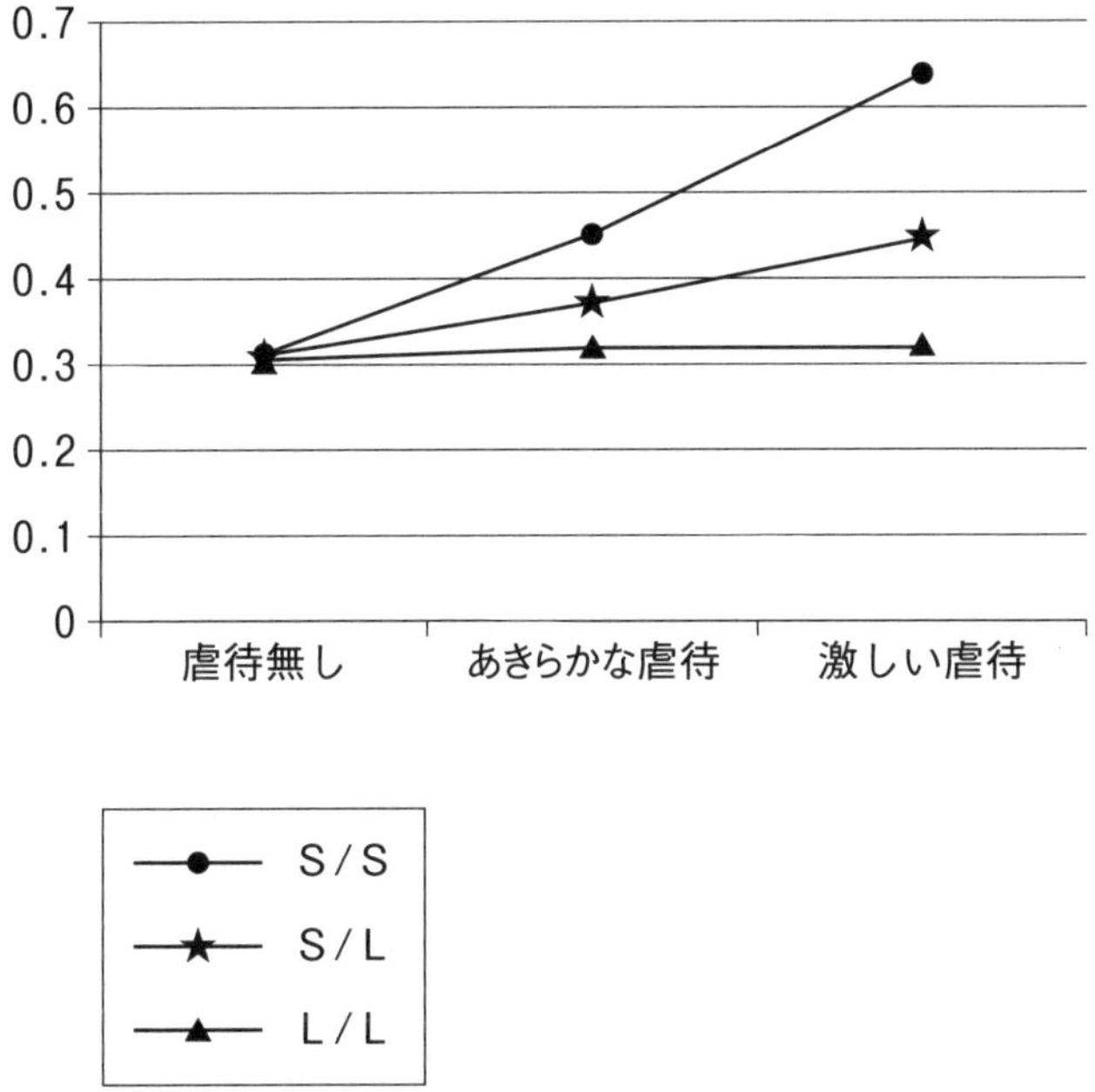

（出典）Influence of Life Stress on Depression: Moderation by a Polymorphism in the 5-HTT Gene（SCIENCE VOL 301 18 JULY 2003）

対して脳と体がより強く反応することが知られている。

だれもが、両親からL型遺伝子とS型遺伝子のどちらかを受け継いで生まれてくる。つまり、両親からS型遺伝子を受け継いだS／S型、両親からL型遺伝子を受け継いだL／L型、SとLをひとつずつ受け継いだS／L型の3種類に分かれる。S／S型で考えてみても日本人の6割（57・8％）がこのタイプに属している。一方、L／L型はわずか4・4％だ。

S／S型とL／L型では、逆境や苦難に遭遇した時のストレス度合いも変わってくる。同じようなストレスに遭遇した時、S／S型はL／L型の2倍の抑うつ発症率を示すのだ。臆病気質のS／S型は、L／L型と比べてリスクにトライする率も28％低くなる。

不確実性を増していく時代が不安を生んでいる

いま、不安を口にする人が増えていますが、それには、不確実性を増していく時代性もかかわっています。

人間は不安定な状態よりも安定した状態を好みます。そして、変化への怖れ、知らないものへの怖れ、コントロールできないものへの怖れが不安を生み出します。

わずかな期間で、わたしたちの世界は大きく変わってしまいました。

スマートフォン、タブレット、パソコンのスクリーン上には新しい情報があふれ、わたしたちは常時、情報に刺激される環境に生きています。

なにかのニュースに接する時、わたしたちの脳はかなり高い警告状態に置かれます。ニュースの中に、自分に脅威をもたらす情報が含まれていないか注意深くなるからです。

いつもネットにつながっている生活は、慢性的にこの脅威に接しているようなもので、ストレスホルモンが絶え間なく分泌されていきます。

生活も変化しています。安定した人生設計を可能にしていた終身雇用制度が崩れ、社会保障制度が激しく劣化していきます。食の安全が危ぶまれ、犯罪が増え、凶悪化しています。さらに、地震や豪雨といった自然災害を目の当たりにすることも多くなっています。

わたしたちの危機管理システムは、単なる情報であっても、自分に脅威をもたらす可能性があるものだと、猛獣の爪や牙と同じように扱います。

激しく変化するこの時代。そして、未来になにが待っているか予測できないこの現実は、まさに、獰猛な猛獣が跋扈する草原の真ん中に放り出されたようなものです。

敏感に不安に反応する日本人にとって、この状況は、どの茂みから猛獣が飛び出すかわからないような世界を歩いているのと同じだといえるでしょう。

この不確実性こそが不安になりやすい状況を作っているといえます。

不確実性が不安をエスカレートさせる

ウィスコンシン大学の研究者が、不確実な状態が扁桃体を激しく刺激し、その後に起こったよくないできごとをさらに悪く感じさせることをあきらかにしている。不確実性が不安につながる神経回路をあらかじめ刺激しているので、その後に否定的な状態が来るとより強い反応を起こすのだ。トロント大学における研究では、実際に否定的な状況に接するよりも、不確実な状態に置かれている方が高いストレス度を示すことがわかっている。

心の中のバトルフィールド

不安は未来のどこかにあるかもしれない恐怖なのに、すぐそこにあるような錯覚をもたらします。

しかし、実体はありません。心の中にあるのはわたしたちの思考や感情だけです。ところが、それが情動となり、エスカレートすると危機管理システムが働き出します。そして、闘争・逃走・フリーズ反応が、その不安を生み出すわたしたち自身に向かうことになります。草原ではなく、心の中がバトルフィールドになっていくのです。

闘争・逃走・フリーズ反応が自分自身に向かった時、なにが起こるでしょうか？

テキサス大学心理学部准教授のクリスティン・ネフ博士によれば、それが闘争であれば、自分を感情的に叩き始めるそうです。自分を残酷で辛らつな言葉で批判して打ち負かそうとするのです。

逃走であれば自分からの逃避です。問題から目を背けて現実逃避し、アルコールや食物などで気を紛らわせようとします。

フリーズすると、その問題や状況の反すうにはまり込み、自分の至らなさを繰り返し考えます。

ふだん、わたしたちが心の中のバトルフィールドを意識することはあまりありません。

心の中のバトルフィールド

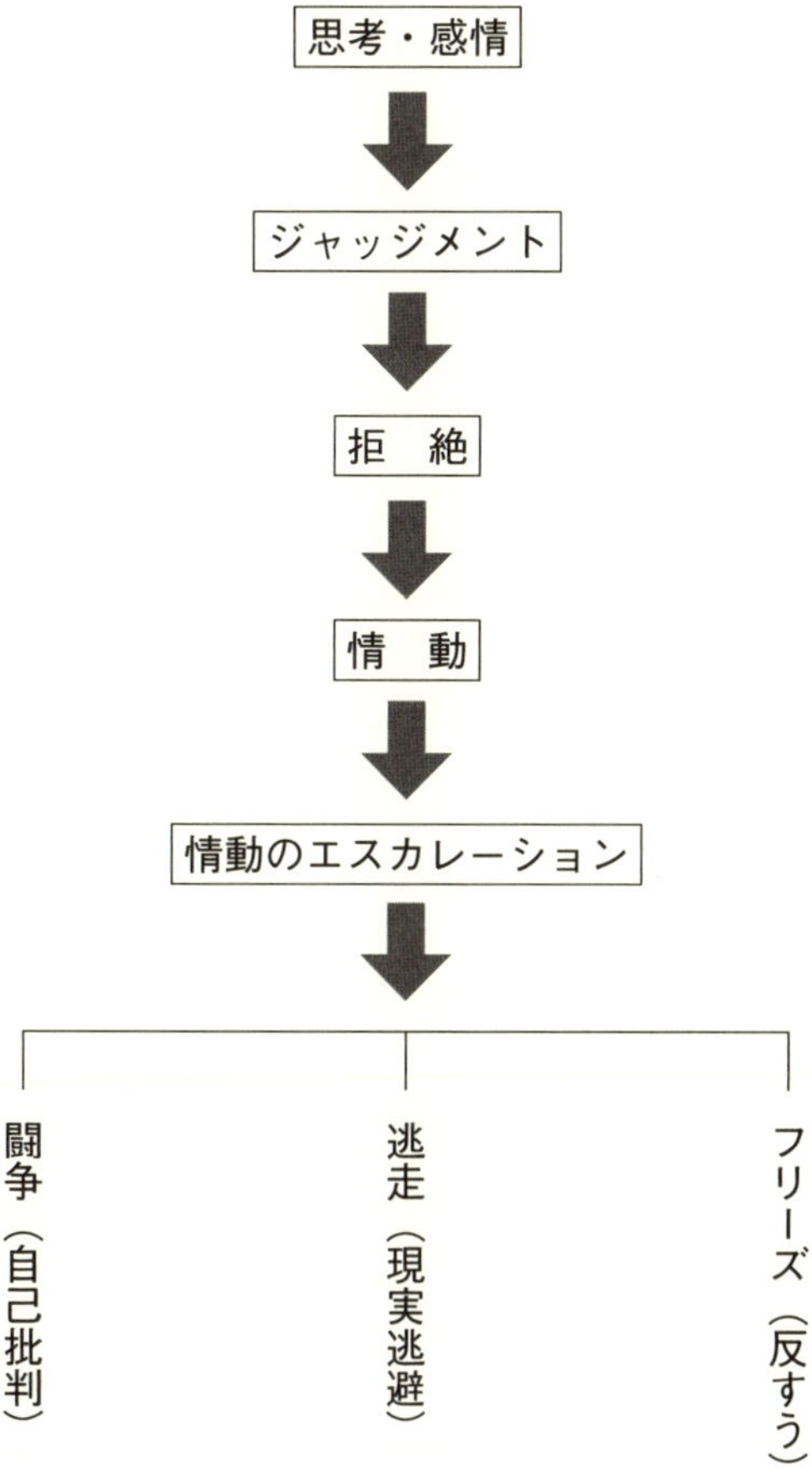

そのバトルフィールドをまざまざと見ることができるのが瞑想をしている時です。瞑想していると、わたしたちの頭の中にはさまざまな思考や感情が浮かんできて、それに抗ったり、拒否したり、逃避しようともがく自分と出会うことになります。そして、抵抗すればするほどその対象にとらわれていきます。

ところが、心に生じたこと、生じつつあることをいったん受け入れて観察すると、バトルフィールドが消え、情動につながることが少なくなります。

それは、現実世界の投影でもあります。現実に起こってしまったことを変えることはできないからです。

わたしたちにできるのは、心の中に生じたこと、現実に起こったことをどう扱っていくかしかありません。

もう一人の自分との対話

マインドフルネスでは情動をエスカレートさせないためにラベリングという技術を用います。

目の前の体験にスポットライトを当て、そこで自分がどんな体験をしているかを言葉や短いフレーズにして実況中継していきます。体験にラベルを貼ることで、体験を対象化し、観察できるようにするのです。たとえば不安であれば、「不安」あるいは「不安を感じている」とささやき、不安という体験を対象化します。ラベリングには、生じたばかりの弱い段階での思考や感情の力を削ぎ、情動の暴走につながらないようストップさせる働きがあります。

それは、わたしたちがふだん無意識に行っている自分自身への語りかけに似ています。

今日は調子いいな……。

なにか嫌な感じ……。

これからどうしよう……。

このように、自分自身に語りかけるおしゃべりを内言《ないごん》と言います。多くは心の中で、時には実際に口にして、一日のうちにわたしたちはどれだけ自分に語りかけているでしょうか。

心があちらこちらにさまよっていて、ふと我に返った時、夢中に内言をしていたことに気づくこともあります。

心がさまよい出たまま流れている時間。そこには、わたしたちそれぞれにプログラムされた習慣的な内言のパターンが現れてきます。内言が侮れないのは、脳がその言葉を無意識に信じてしまうからです。内言がポジティブなものであるかネガティブなものかによって、その人の人生に大きく影響しているのは間違いありません。

とくに気をつけたいのは自己批判する時の内言です。自己批判は、不安と並んでわたしたちの自信を失わせるもっとも大きなもののひとつです。

自己批判は、もともと、自分の間違いや失敗を認知し評価するためのものです。失敗から学んだり、弱点や必要としない習慣を乗り越えたりする時には多いに役立つものです。個人的な成長につなげることができるからです。

ところが、内言を使って自分を批判する時には、ついつい、強い言葉を使いがちです。「また失敗した！」と自分を攻撃したり、「うまくいくはずがないよ」と冷たい言葉を投げかけたりします。他人を批判するときは、言葉の内容や表現に適度なストッパーが働きます。ところが、その批判が自分に向かうと鋭いナイフで切り裂くような言葉を平気で投げかけるのです。

なにか注目するものがない時、わたしたちの脳は、過去の失敗を思い出したり、未来の不安にとらわれやすくなったりする傾向があります。それをきっかけに、次々とネガティブな記憶を思い出し、自己批判がエスカレートしていくことがあります。そして、無意識のうちにいつもこの過激な自己批判が行われていることがあります。そうなると、長い間にわたしたちが受けるダメージはとてつもなく大きなものになります。

否定的な内言が多いと、いつしか危険を冒さないようになり、自分の意見を主張しないようになります。そして、自分の才能や存在に懐疑的になっていきます。つまり、自信をなくしていきます。

マインドフルネス瞑想では、まったく異なるスタイルで自分に語りかけていきます。もしいつもの内言が否定的なものであれば、その内言のパターンを変えることができます。ラベリングは、意識的に内言を使うことで体験を観察し、情動にとらわれないようにする新しい内言の使い方であり、瞬間瞬間を新しい視点で眺めることができるようになるものです。

あなたの中にいる〝インナーチャイルド〟

マインドフルネス瞑想を練習することで内言の習慣的なパターンを変えることができますが、情動が持つエネルギーはとてつもなく大きく、そこに巻き込まれずに〝観察〟できるようになるまでには時間がかかります。

この自己を批判しがちな人の内言はどこから生まれてくるのでしょうか？　内言を使って自分を批判する傾向の多くは、そのほとんどが子ども時代に端を発しています。

子どもの頃、わたしたちは世界にどう自分を適応させたらよいかという技術を獲得しながら成長します。ある行動を試みることが適切かどうか、そうすることでまわりの大人から愛されるかどうか、価値がある結果を生むかどうかを、親（あるいは保護者や環境）の反応を見ながら成長するのです。

幼い子どもは親の言うことをほぼ無条件に信用します。親が愛してくれているか、怒っているか、自分の行動や言動に満足しているか不満を感じているかも理解できま

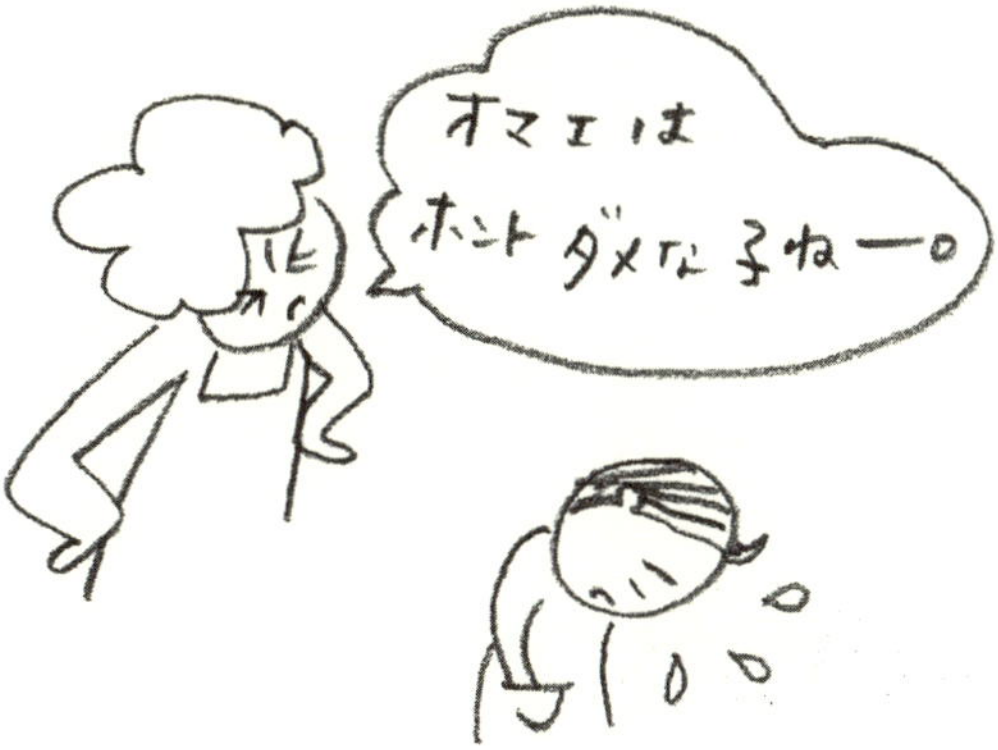
オマエは
ホント ダメな子ねー。

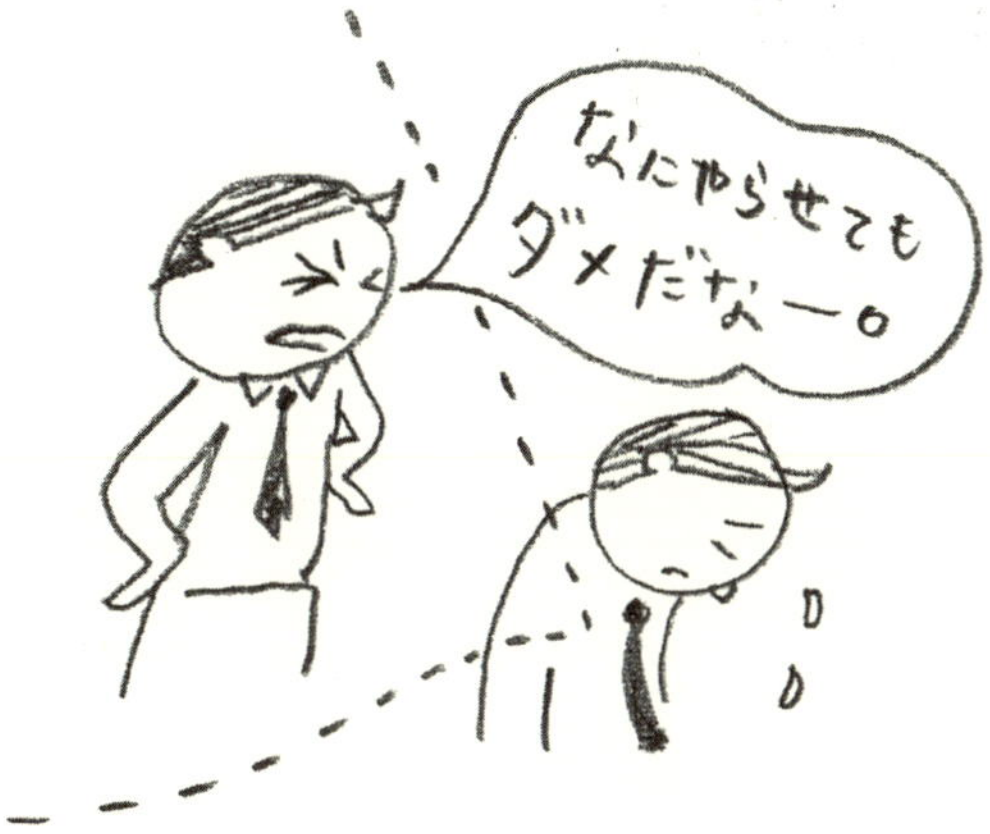
なにやらせても
ダメだなー。

す。そのため、親が言うこと成すことが子どもの心の形成に大きく影響していきます。親の意見、親が子どもにどう接するかが、その子が自分をどう見るか、どう感じるかを決めていくのです。

子どもの自主性を尊重し、なにごとも自分でやり遂げさせ、失敗しても非難しない。こういう親のもとに育つ子どもは自信を深め、自分を肯定的に見るようになります。ところが、子どもを厳しくコントロールし、いつも成功を求める独裁者型の親のもとに育つと、子どもは失敗を極端に怖れるようになり、もし失敗が続くと自分を批判的に見るようになります。

失敗した時に親が発する「お前はだめな子だ」というメッセージが、自分を批判的に見る子どもの神経回路を作っていくのです。そして、その親の批判が子どもの内言になっていきます。

その子が成長したあとに自分を顧みる時も、子どもの時に慣れ親しんだ内言が使われるようになります。本人が気づかないまま、子どもの時に親から聞いていた批判を自分に向かって投げかけ、自分で聞くようになっているのです。

こういった子どもは、世界をいつ批判されるかわからない場所と感じるようになります。そして、ほかの人がどう反応するか分析しながら自分の行動を選択する傾向ができ上がります。自分に対する批判精神は、自分だけでなく、他人や社会にも向かっていきます。

完璧主義に陥りやすいのも、批判的な親のもとに育った子どもの特徴です。完璧主義は、自分にとって理想的な結果を想像し、それを達成することで他者から受け入られようとする試みです。その多くは、親から認められようと子ども時代に無意識的に試みていたことの延長であり、ほめられたい、あるいは失敗して〝批判〟という痛みを受けたくない気持ちから、完璧にやってのけて自分を守ろうとしていた過去の残像だといえます。

しかし、いつも完璧に成し遂げることは不可能です。さらに、完璧主義者には、たとえ成功したとしてもどこかに気に入らないところがあると失敗した感覚がつきまといます。つきまとう不全感が自己嫌悪へと発展することもあります。

情動を爆発させるルートに働きかける

なぜ、マインドフルネス瞑想を練習すると、不安の緩和につながり、自己批判を止められるようになるのでしょうか？

繰り返しになりますが、不安も自己批判も、うまく使えば、個人の成長につながるとても有益なものです。それが、わたしたちの自信を失わせるほどネガティブなものになるのは、不安や自己批判によって、心の中にバトルフィールドができるほど扁桃体が活性化してしまう時です。

扁桃体は、目、耳、鼻などから入ってきた感覚情報だけでなく、わたしたちの大脳皮質が生み出す、思考、イメージ、記憶などの情報によっても活性化します。

大脳皮質は、計画したり意思決定したりする高度な認知力をつかさどる領域です。未来を予測するのも大脳皮質で、不安はネガティブな未来予測が生み出すものです。激しい自己批判は、批判的な親の言葉や失敗体験など、大脳皮質に蓄えられた長期記憶がもとになっていることが少なくありません。

ストレスを生み出すふたつのルート

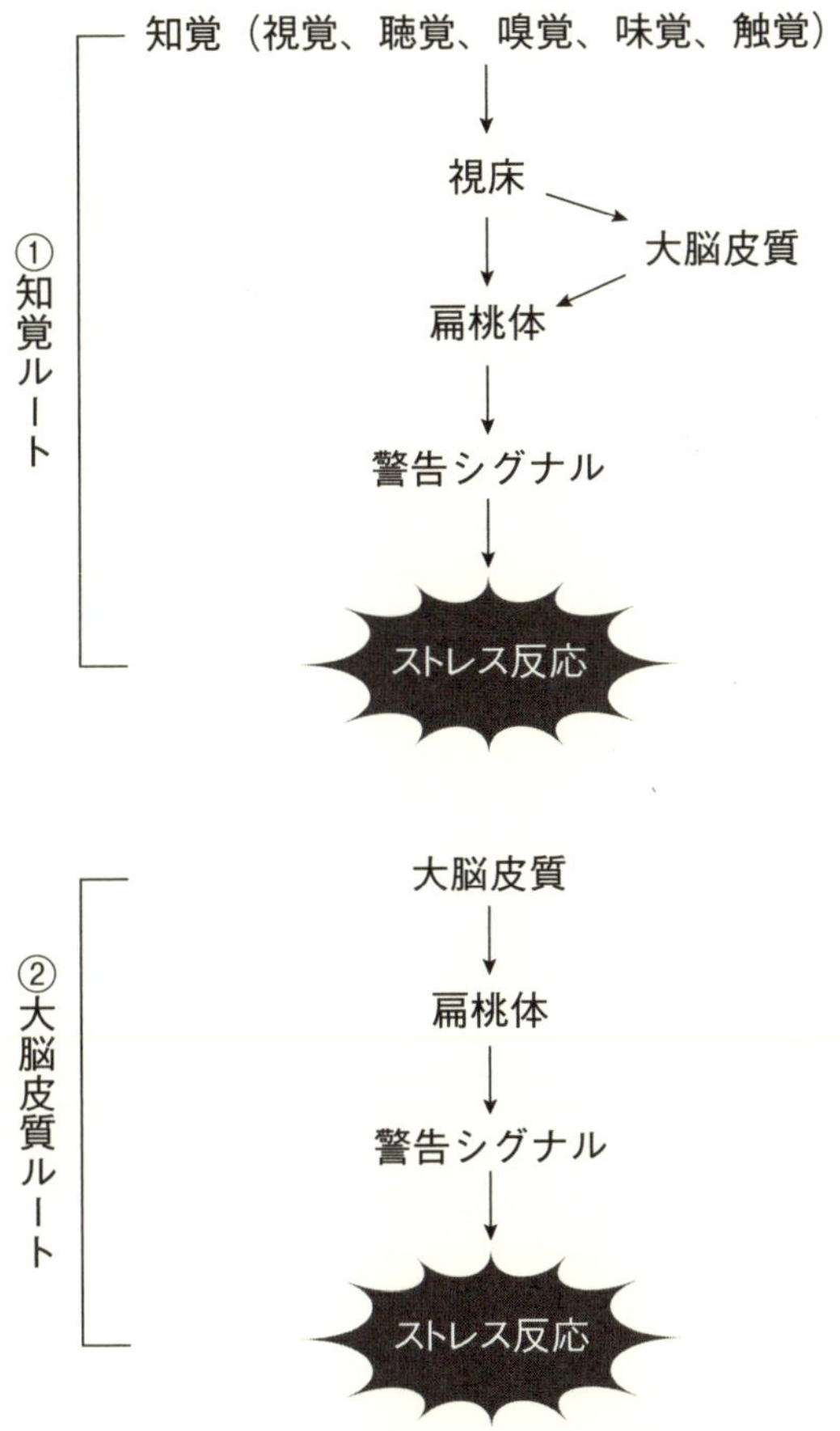

ここで重要なのは、大脳皮質がこういったネガティブな思考を生み出しても、扁桃体が反応しなければ不安反応が起こらないということです。大脳皮質は不安を生み出したり、不安にかかわったりしますが、本格的に不安になるためには扁桃体の活性化が必要だということです。

この大脳皮質から扁桃体につながるルートに働きかけるのがラベリングです。脳内を撮影する技術である神経画像処理技術を使って観察すると、大脳皮質が生み出した思考やイメージにラベリングすると、扁桃体へ伝わっていく情報の強度が抑制されることがわかります。その結果、情動に引き込まれることなく、その時のわたしたちが実際になにを体験しているか観察できるようになるのです。

ネガティブな感情をコントロールするラベリング

感情にラベリングすると感情の強度が抑えられることをＵＣＬＡのマシュー・

リーバーマンらがあきらかにしている。

　この研究は18歳から36歳までの30人を対象にしている。被験者に怒っていたり怖がっていたりする顔写真を見せ、その顔写真の下に〝怒り〟〝恐怖〟といった言葉が出るので、写真の表情を示す言葉を選んでもらう内容だ。さらに、ハリー、サリーなど性別を表す言葉が出るケースも設定し、性別も選ばせている。実験中の脳内の動きは、脳のどの領域がエネルギーを使っているか観察できる神経画像処理技術である磁気共鳴機能画像法（ｆＭＲＩ）を使って観察している。

　怒っていたり、怖れていたりする顔写真を見ると、その顔写真を見た人の脳内で扁桃体が活性化するのだが、この実験の結果、顔写真の表情が表している言葉を選ぶと、言葉を選ばない場合と比べて扁桃体の働きが１／３以下に弱まることがわかった。一方、顔写真が示す性別を選んでも扁桃体の働きにそれほど大きな変化はなかった。

　感情が表わす言葉を選んでいる時、著しく活性化したのが、前頭前皮質にある右腹外側前頭前皮質という領域だ。

　ここは、言葉を使って感情的な体験を考え、その感情体験の処理にかかわっている領域だ。右腹外側前頭前皮質は扁桃体を調整するシステムの一部であり、この領域が働かないと、扁桃体が過剰反応しやすくなる。右腹外側前頭前皮質の活性化は、扁桃体の働きを抑制して感情を調整していることを示している。

ラベリングすることが右腹外側前頭前皮質を活性化し、扁桃体の働きを弱める。その結果、感情にともなう苦痛を減らし、苦痛に基づく衝撃を減らすと考えられている。マインドフルネス瞑想で使われているラベリング技術を使うことで、感情にとらわれる代わりに、感情を認識・処理できるようになることを示している。

（出典）Lieberman, M. D., Eisenberger, N. I., Crockett, M. J., Tom, S. M., Pfeifer, J. H., & Way, B. M.（2007）. Putting feelings into words affect labeling disrupts amygdala activity in response to affective stimuli. Psychological Science, 18（5）, 421-428.

ラベリングと扁桃体

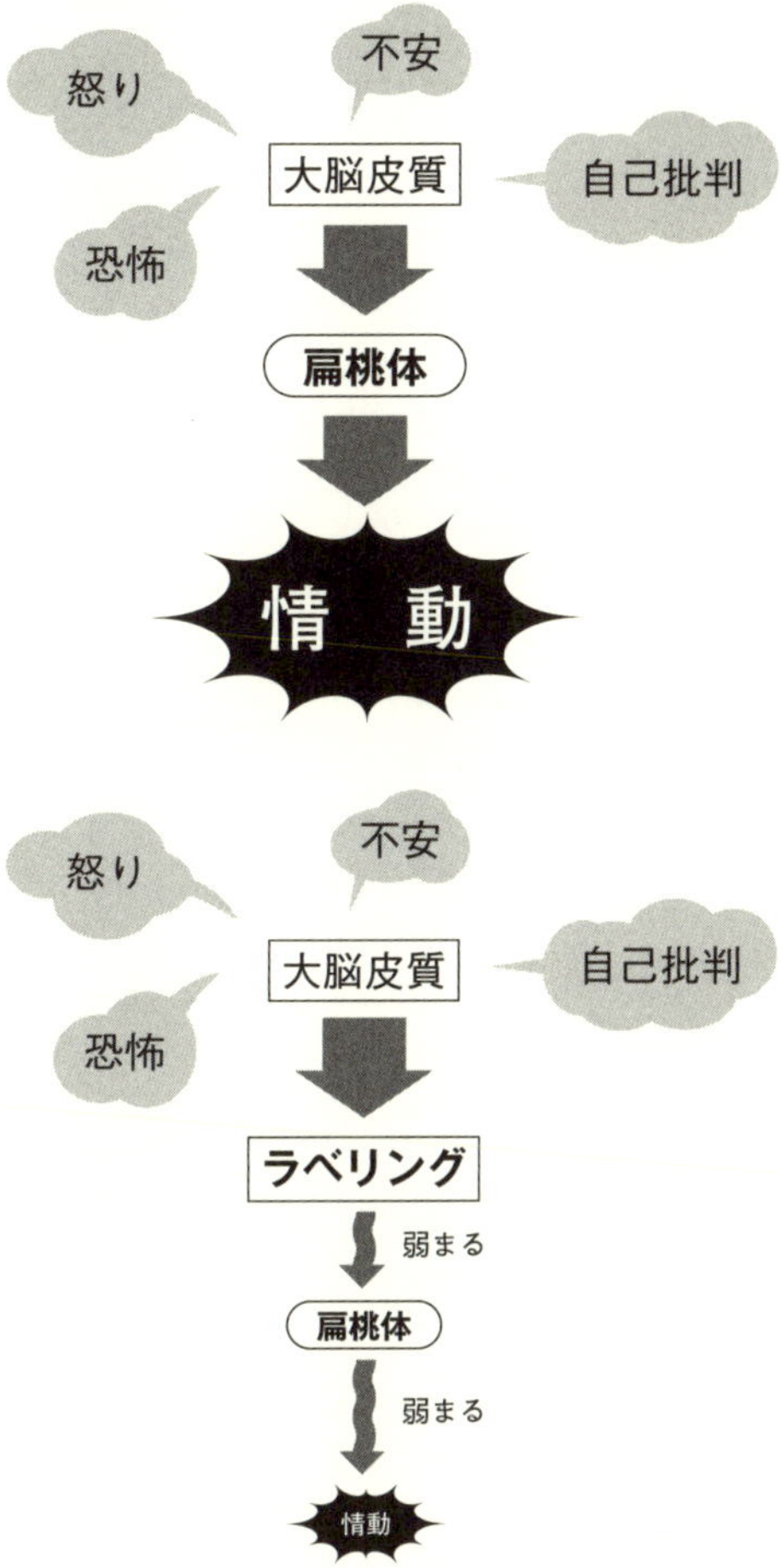

情動の中心センターを安定させるマインドフルネス

マインドフルネスが情動の中心センターである扁桃体に働きかけ、過剰に活性化しやすい扁桃体の働きを抑制するようになり、その構造や機能性を変えていく。そのことが神経画像処理技術を使ったさまざまな研究によってわかってきています。

たとえば、8週間のマインドフルネスストレス軽減法を実践すると、扁桃体の神経細胞の密度が減少することをハーバード大学のサラ・レザー博士のチームが2011年にあきらかにしています。この研究では、扁桃体の神経細胞の密度の減少にともなって、被験者のストレスレベルも低減する結果を得ています。

スタンフォード大学のフィリップ・ゴールディン博士も、8週間のマインドフルネスストレス軽減法の前後でfMRIを使って脳内をスキャンし、その変化を観察しています。fMRIによる観察の結果、扁桃体の活性度が大きく低下することがあきらかになりました。

慢性的なストレスは扁桃体の容量を増加させ、同時に、扁桃体を活性化しやすくすることが知られていますが、マインドフルネス瞑想を練習すると、その逆のことが起こるのです。

ウェイクフォレストユニバーシティ・バプティスト・メディカルセンターの研究では、瞑想トレーニングの前後で、ＭＲＩを使って脳を撮影しています。その結果、不安をコントロールする腹内側前頭前皮質、思考と感情にかかわる前帯状皮質が活性化していることが見て取れました。脳のこの領域には不安感を抑制する働きがあり、これらの領域の活性化は、不安の低減に直接つながるものです。

マインドフルネスを臨床の場で応用した効果にはめざましいものがあります。

マサチューセッツ大学で、治療が必要になるほどの不安症を抱える人（全般性不安障害やパニック障害などの患者）にマインドフルネスを教えたところ、９割に上る人の不安症が著しく改善しています。

２７３人を対象に行った２０１３年のオックスフォード大学での研究では、不安度合いが58％減少するだけでなく、ストレスレベルが40％、抑うつ度合いが57％下がることがわかりました。

ジョンズ・ホプキンス大学の研究者が、３５１５人もの人を対象にした研究でも、マインドフルネスをベースとした療法が、あきらかに不安症状を改善するという結論に達しています。

仏教の僧侶、禅の修行者、メディテーションの指導者には不安が少ないことが知られていましたが、彼らの脳の中では、実際に不安を低減するような物理的変化が起こっているのです。ジョン・カバット・ジン博士がマインドフルネスとして世に知らしめた瞑想法は、ブッダが初期に説いた瞑想法をもとにしています。２５００年も前に説かれた瞑想法の有効性を脳神経学の先端技術が追認し始めているということです。

実証されているマインドフルネス瞑想の効果一覧

・前向きな感情が多くなる
・抑うつの度合いが少なくなる
・不安が少なくなる

- ストレスが少なくなる
- 感情調整がうまくできるようになる
- 注意力が増す
- 情報処理能力が上がる
- 記憶力が改善する
- 創造力が増す
- 思考の柔軟性が増す
- 意思決定力が上がる
- 免疫機能が改善する
- 痛みからの回復力が増す
- 細胞レベルでの炎症が少なくなる
- 血圧を安定化させる
- 不眠症が改善する

深呼吸してから、マインドフルネス瞑想に入ろう

次章からマインドフルネス瞑想を具体的に説明していきますが、その前に、深呼吸の練習から入りたいと思います。

マインドフルネス瞑想の前に深呼吸を行うと、呼吸が自然なものとなって心と体が落ち着き、瞑想に入っていきやすくなるのでぜひやってみてください。

呼吸パターンは、大きく分けると深呼吸と胸呼吸に分かれます。

胸呼吸は別名、不安呼吸と呼ばれ、肩が上がり、息が浅くて速くなりがちなのが特徴です。この呼吸をしていると、深呼吸をしている人よりも不安やストレスを抱えやすくなります。実際、不安な時、あるいは、いつも不安な人は胸呼吸をしていることが多い傾向にあります。ストレスを感じ、闘争・逃走・フリーズ反応に入った時もこの呼吸法になります。深呼吸と比べ、吸い込む空気量が、場合によっては1／10以下になっています。

一方、横隔膜を上下させて呼吸する深呼吸には、体や心の緊張を解き、不安を和ら

げる働きがあります。酸素が全身に行き渡るのでもちろん健康にもよい呼吸法です。深呼吸は、赤ちゃんがしているのと同じ自然な呼吸です。出す息を長くすることは、血圧、脈拍数、呼吸数を減らす副交感神経を優位にします。

不安遺伝子のところで紹介した気分の安定につながるセロトニンは、胃壁と腸に95%集まっているのですが、深呼吸によっておなかが刺激されるとそのセロトニンが血中に放出されます。セロトニンは、血中に入ると20～30秒で脳に達するので、短い間に気分をよい方向へ変えることができます。深呼吸には、不安感を増すことにつながるラクテート（乳酸塩）を血液から取り除く働きもあります。

自分がどちらの呼吸をしているかは簡単にわかります。

まず、へその上に片手を置き、もう一方の手を胸の上部に置きます。ふだん通りの呼吸をした時、どちらの手がより動いているでしょうか？

それが、へその上に置いた手なら深呼吸、胸上部に置いた手なら胸呼吸です。

胸呼吸をしていたら、深呼吸に変えるだけで、間接的に体と脳をおだやかにさせることができます。ストレス反応が弱まり、体、ひいては心が静寂に向かっていきます。

やり方はかんたん。４つ数えながら鼻で吸い、８つ数えながら口で吐くだけです。

数はささやくように数えます。細く、長く、ゆっくりと吐くことを意識してください。鼻が詰まっていたら口で吸います。

深呼吸のやり方

1　へその上と胸上部に手を当て、腹部をリラックスさせる

2　肩を上げたり下げたりすると肩がリラックスする。緊張しがちな肩を緩める

3　1、2、3、4と数えながら鼻から息を吸い込み、肺を満たしていく。同時に、へその上に当てた手が動くように、肺を下方へ広げて横隔膜を下げる

4

口をすぼめ、1、2、3、4、5、6、7、8と数えながらゆっくりと吐き出す

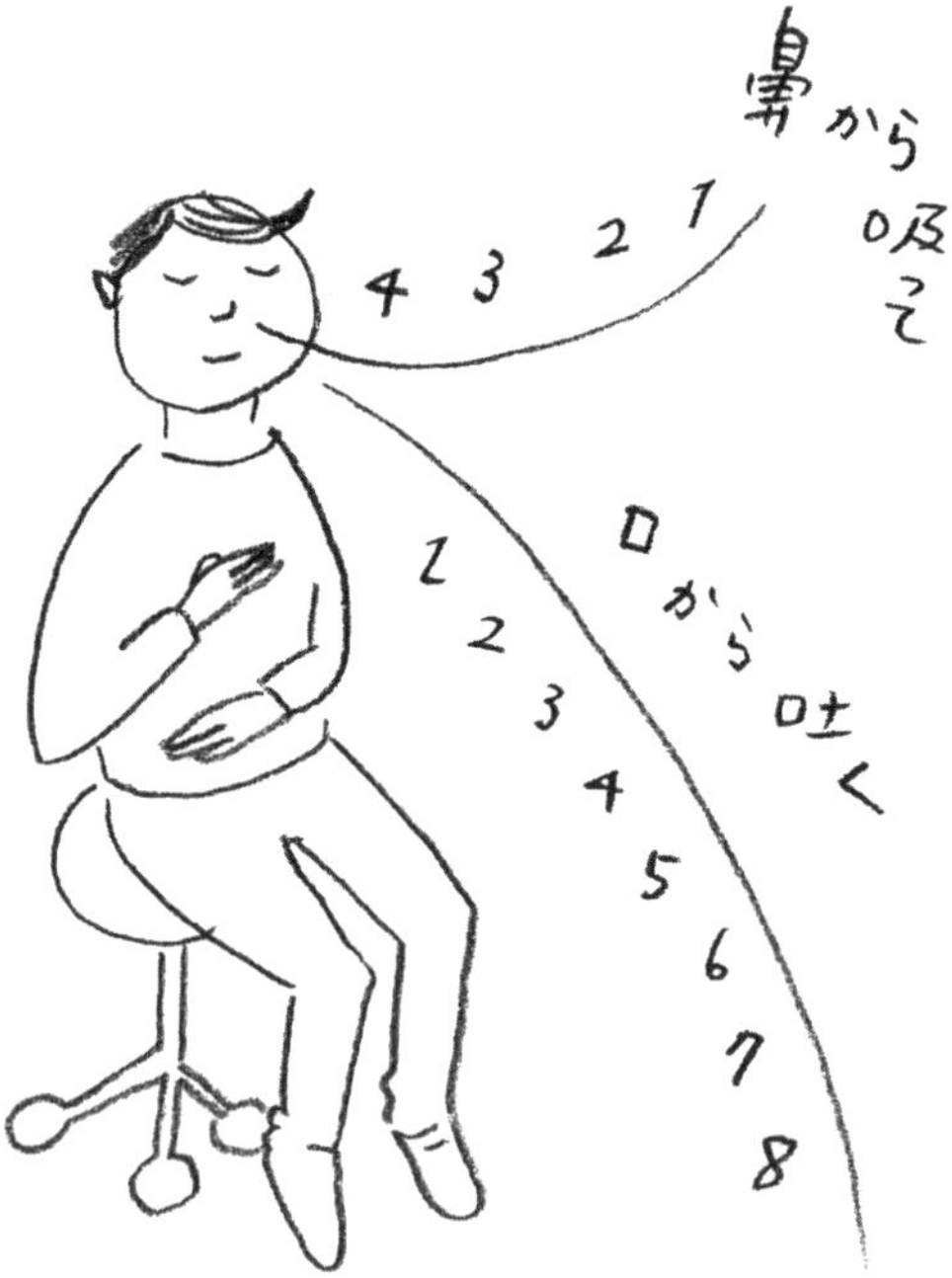
鼻から吸って
4 3 2 1
口から吐く
1 2 3 4 5 6 7 8

第2章

注意集中力を鍛える

いつでも帰ることができる
おだやかで静かな場所

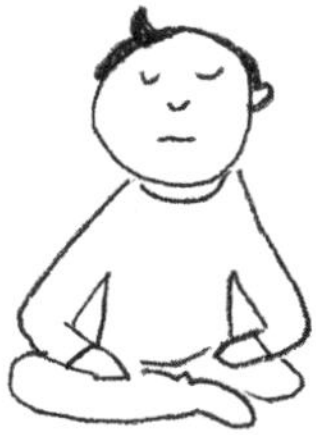

いくつになっても変わっていく脳

1章で紹介した、マインドフルネス瞑想の練習によって扁桃体の構造や機能性が変わるとする研究に違和感を覚えた人がいるかもしれません。

脳は大人になると固まってしまい、その後は衰えていく。それが、長い間、定説だったからです。

しかし、脳内を撮影する技術である神経画像処理技術が20世紀の末期から進化したことで、脳が死ぬまで変化していく器官であることがあきらかになっています。

その神経画像処理技術がもたらした発見の中で、もっとも注目を浴びたのが、日々の体験や学習によって変わってしまう〝神経可塑性〟が実証されたことです。

可塑性とは、環境条件によって変化する性質のことを言います。

年を取ってからも、ボールを投げよう、ピアノを弾こうというように、ある行動を取ろうと考えただけで、その動作をコントロールする脳内領域が活性化します。そして、実際にキャッチボールやピアノを練習すると、その運動をつかさどる脳内の領域に神経細胞が生じたり神経回路ができたりして、運動技術が発達していきます。

そこには、繰り返し使われて刺激を受ければ受けるほど、脳内のその領域が発達し、よく働くようになるという法則があります。この神経可塑性が何歳になっても起こるのです。

たとえばダンベルを毎日やっていると二の腕に筋肉がつきますが、それと同じことが脳の中でも起こり、実際に脳容量が増していきます。

神経可塑性についてロンドンのタクシードライバーと、同じくロンドンのバスドライバーの海馬を比較した研究があります。同じ年数のキャリアで比較すると、タクシードライバーのほうがバスドライバーより海馬の容量が大きくなるというものです。

ロンドンのタクシードライバーになるには、ロンドン街中にあるストリートを隅々まで覚え、目的地までの最短距離を順列組み合わせできるほどのレベルに達する必要があります。タクシードライバーの海馬は、目的地への最短距離をシミュレーションするという刺激をいつも受けているので、時間の経過とともに容量が増していくと考えられているのです。

一方、バスドライバーは、同じロンドン街中を運転するにしてもいくつかの限られたルートを覚えるだけでＯＫです。そのため、海馬に目立った変化が生じません。

わたしたちの脳は、考えたり体験したりしている内容をもとに常に変化し、死ぬまでかたちを変えていきます。その変化にもっとも影響を与えるのが繰り返しの刺激であり、繰り返しの刺激さえあれば、だれの脳においても、そしていくつになっても、大きな変化が起こるのです。

これは、その人がなにに注目して生きているかにあわせて脳がかたちを変えていくことを意味しています。日々の注意の焦点をどこにあてているかによって脳の物理的構造が変わっていくということです。

不安を感じやすい。あるいは、不安を〝現実〟のようにとらえやすい。

不安に反応しやすいそんな神経回路は、過去、不安に反応しすぎることででき上がったものです。

後悔しやすい、あるいは、自己を批判したり自己に疑念を抱きやすかったりする脳も過去が作り上げてきたものです。

いまからマインドフルネス瞑想の練習を積むことで、その心のパターンを変えていくことができます。いつも自分に不安を感じている神経回路を、どんな状況に遭遇しても動ぜずに対処できる脳に作り直すことも不可能ではありません。

注意集中力を鍛えると、心が静寂でおだやかになる

マインドフルネス瞑想は、刻々と変化していく体験に注意し、そこでなにが起こっているかを観察する瞑想法です。いまこの時の体験を追い続けるには注意力と集中力が必要になります。そのため、マインドフルネス瞑想を教える時は、まず、注意集中力を鍛える瞑想法を練習させることがよくあります。マインドフルネス瞑想の〝体験に注目する〟作業も注意集中力を鍛えますが、より直接的にその力を養うためです。

注意の焦点をあわせるのは呼吸です。

呼吸は、ここでいま行われているプロセスです。そのため、呼吸に注意の焦点をあわせると、未来でも過去でも、どこか別の場所でもない、ここ、そして、いまという一点に戻ってくることができます。注意集中力を鍛えるのにこれほど適切なターゲットはありません。

また、呼吸に深く集中すると、それ以外の思考や感情があまり入ってこなくなりま

す。それは、絵を描いたり、ジョギングしたり、仕事に没頭したりする時と同じです。その結果、不安だけでなく、欲望や怒り、憎しみ、後悔などの心をわずらわせているネガティブな思考や感情が心の中からフェードアウトしていくので、心がおだやかで静かになっていきます。注意集中力を使うとテンションが高まる気がしますが、逆に安らかな世界へと向かうのです。

実際にマインドフルネス瞑想を行う時にも、注意集中力を鍛える瞑想から入っていくと、心を静かでおだやかな状態に導くことができます。ある程度、心が落ち着いてからマインドフルネス瞑想に切り替えると、目の前の体験にスムーズに取り組めるようになります。

注意集中力を鍛える瞑想を練習することには、ふだんの生活で、ネガティブな感情に乗っ取られることが少なくなるという利点もあります。不安や自己批判というネガティブなモードに入った瞬間に、あるいは、そういったモードに入って間もない段階で、モードが変わったことに気づけるようになるからです。

不安や自己批判に支配されやすいのは、長い期間を経て、未来や過去にさまよい出やすい脳が作られてきたからです。注意集中力を鍛えると、そのさまよい出た心に気づき、〝この瞬間〟に心を戻すことができるようになっていきます。

その結果、日々の注意の焦点が変わっていくので、脳が作り上げてきた習慣的なパターンを変えることができるのです。

注意集中力はあらゆる作業の基礎を成すものです。吸う息と吐く息に集中するという単調な作業に慣れていくと、仕事に集中するのも容易になっていきます。

さまようようにプログラムされているわたしたちの心

注意集中力を鍛える練習が大切なのは、わたしたちの脳が、デフォルトつまり初期設定されている状態に入ると、不安や自己批判を生み出しやすくなるからです。

初期設定に戻ったわたしたちの脳内ではデフォルトモードネットワークと呼ばれるネットワークが働いています。

それは、外の世界へと向かう意識がオフになると活性化し、脅威に備えてすぐに動き出せるようスタンバイしている時のネットワークでもあります。

デフォルトモードに入ったわたしたちの心は、空想や想像、白昼夢の世界を行き交

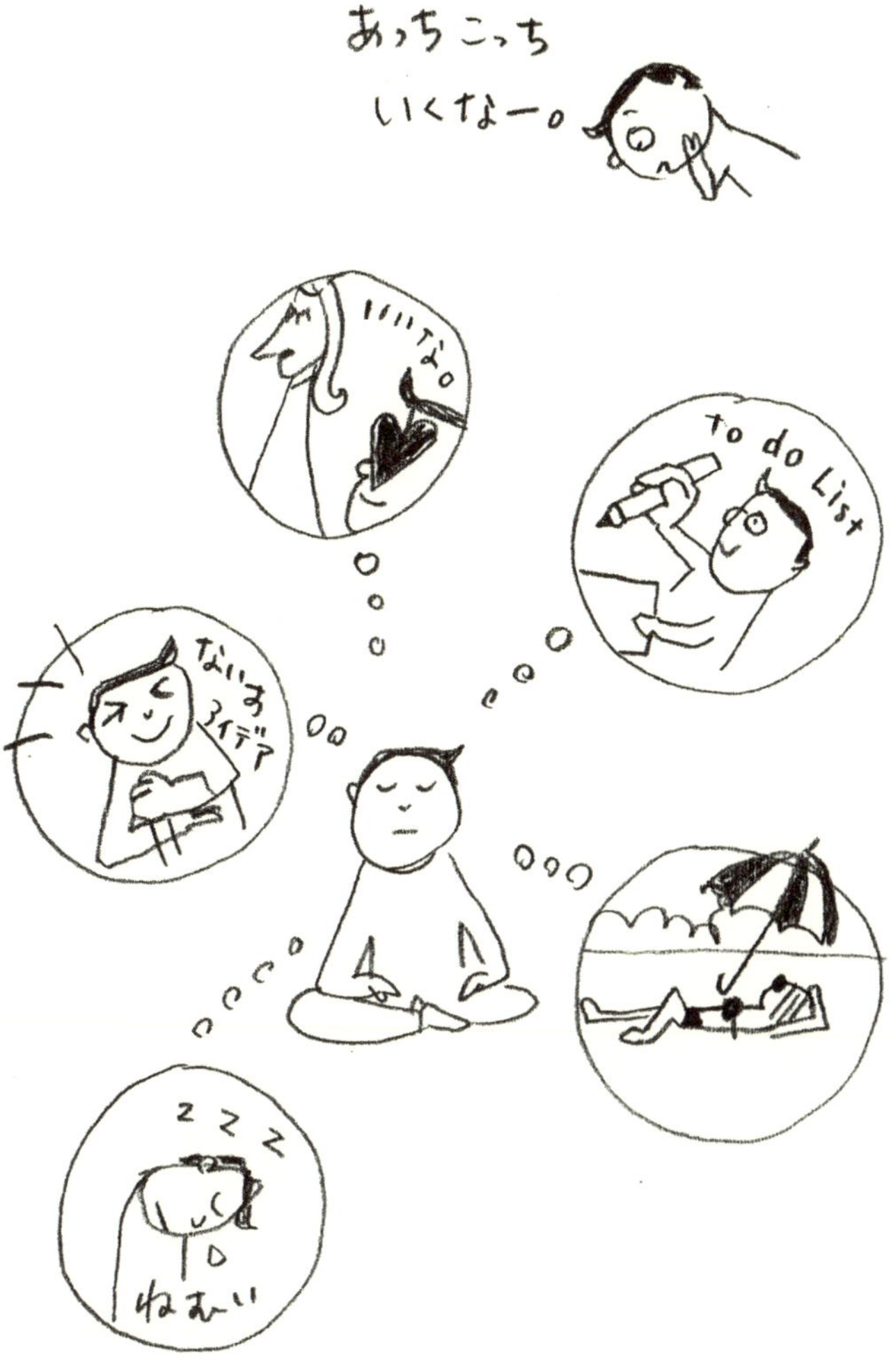
あっちこっち
いくなー。
いいなぁ
to do List
ないすアイデア
zzz
ねむい

い、自分についてあれこれ考えたり悩んだり、未来を予測したり、過去の記憶をたぐりよせたりしています。

一方、仕事や家事、会話などに集中し、外の世界に注意の焦点を合わせている時に働くのがタスクポジティブネットワークです。

ふたつのネットワークは、どちらかが働いている時、もう一方が休止状態に入ります。デフォルトモードがオンになるとタスクポジティブモードがオフに、タスクポジティブモードがオンになるとデフォルトモードがオフになるということです。

瞑想に集中している時はタスクポジティブネットワークがオンになっています。瞑想中、心がさまよった時は、デフォルトモードネットワークがオンになっています。

デフォルトモードネットワークとタスクポジティブネットワーク

わたしたちの脳は、なにか集中して行うタスクがないと自動的にデフォルトモードに入るように設定されている。

デフォルトモードネットワークは、前頭葉と頭頂葉にまたがる領域で構成されるネットワークだ。記憶をつかさどる海馬や、恐怖や不安に反応し、情動にかかわる記憶を感情記憶として蓄える扁桃体とも深くつながっている。

不安にとくにかかわっているのは、内側前頭前皮質と後部帯状皮質だ。

内側前頭前皮質は、将来への期待や計画、自分が置かれている状況をシミュレーションしている。後部帯状皮質は、思考する対象が自分に向かったり、特定の思考や体験に心が奪われたりする時の中心的役割を担っていると考えられている。

不安や抑うつ、反すうが多くなっている時は、このふたつの部位が活性化している。

デフォルトモードネットワークとタスクポジティブネットワーク

デフォルトモードネットワーク	タスクポジティブネットワーク
脳内広くにつながる ネットワーク	前頭葉に集中している ネットワーク
●白昼夢 ●将来を心に描く ●長期記憶 ●他人を理解する ●内省 ●自分に関連する考え	●タスク（仕事）への集中 ●目的への方向付け ●感覚情報への反応 ●ワーキングメモリ ●計画立案 ●抽象的な推理
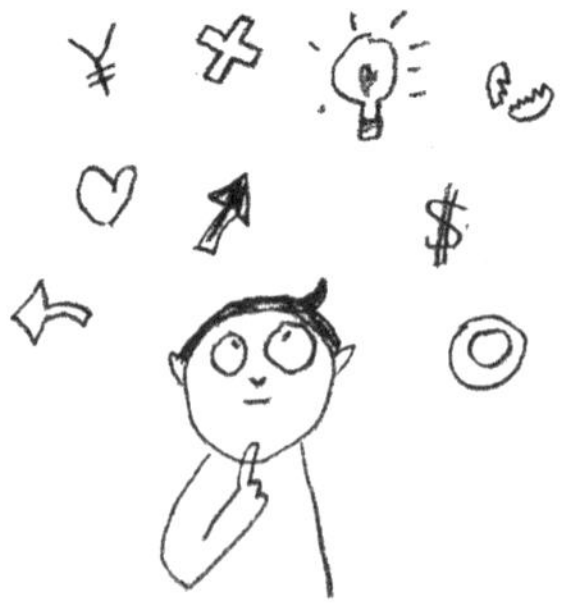	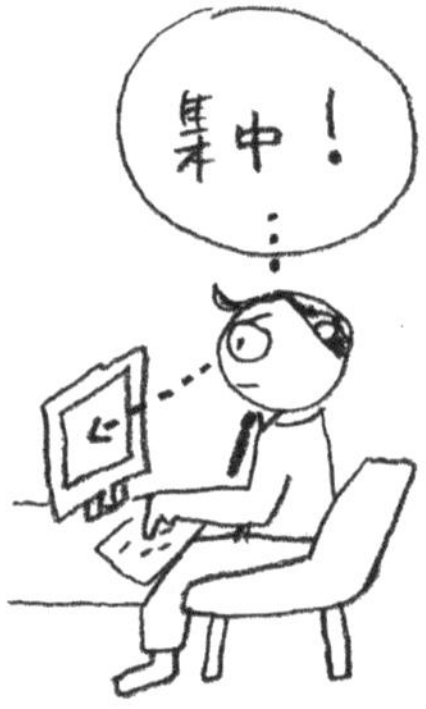

バナナを探してさまようサル

外の世界から離れてデフォルトモードに入った心は、一見、休んでいるようですが、そうではありません。自動車が信号前でアイドリングしている時と同じで、次の行動に備えている状態だからです。それは、なんらかの危険を察知したら、すぐに危機管理システムを動かせる状態でもあります。

脳に蓄積した最近のデータをまとめなおして記憶したり、学んだことをおさらいして記憶したりしているのもこのデフォルトモードの時。

閃きが生まれるのもこの時です。いまある情報の間に新しいつながりを作っているので閃きが生まれやすくなるのです。実際、創造性豊かな人はデフォルトモードに入りやすいことがわかっています。

このモードの時はエネルギーも大量に消費されていて、外へ向かう活動に使う時の20倍ほどのエネルギーを使っていると考えられています。

そして、このモードに入ると、わたしたちの心は刺激を求めて落ち着かなくなり、さまざまな思考や感情に心を奪われやすくなります。しかも、一か所にとどまることなく、心があちらこちらへと飛んでいきます。

ブッダは、そうなった時の心を、森の中で、バナナを探してあっちの木からこっちの木へジャンプするサルにたとえました。そして、落ち着きの無いその心のさまをモンキーマインドと呼びました。

「人の心には、はねまわり、甲高く叫び、早口でしゃべる、酔っぱらいのサルがたくさん住んでいる。そして、いっせいに注目するよう要求してくる。なかでも〝恐怖〟はとくに声が大きなサルだ。用心しなければいけないこと、悪い事態につながりそうなことを絶え間なく警告してくる」と説明しています。

興奮し、かんたんに気を取られ、絶え間なく動き回っているデフォルトモードの時の人間の心。

恐怖だけでなく、不安や自己批判にとらわれやすくなるのは、まさにこの時です。

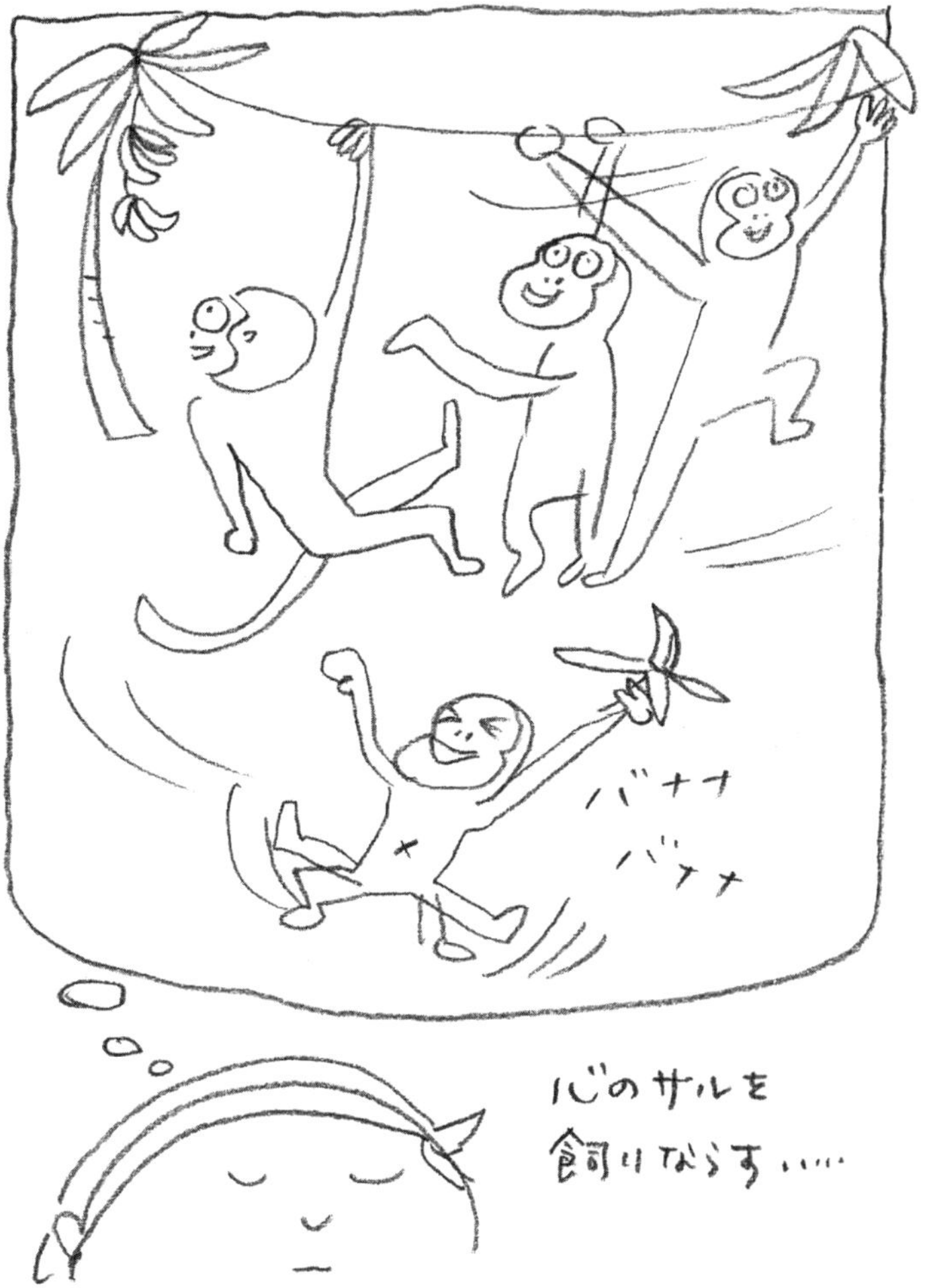
バナナ
バナナ
心のサルを
飼いならす……

〝わたし〟に執着する心

デフォルトモードに入ると外の世界から切り離されるので、必然的に注意のベクトルが内面に向かいます。〝わたし〟に関する思考が多くなるのです。

注意の焦点が過度に〝わたし〟に向かいやすくなっているだけでなく、デフォルトモードネットワークは海馬や扁桃体とも強いつながりがあります。そのため〝わたし〟に向かった心が、いまの状態と似た状態が過去にないか記憶の世界をさまよい始めます。

いまなにか不安を感じていたとすると、記憶の中から似たような例を探し出し、それが危機につながるようなものであれば、これは危ないと臨戦態勢に入るためです。自己批判に陥りやすい人であれば、過去、親に批判された体験や失敗体験にアクセスして、自己批判を募らせます。

悪いことに、デフォルトモードには、繰り返し機能が組み込まれています。夢想している時、いいことも悪いことも延々と繰り返して考えてしまうのはこのためです。

ぼうっとしていて、ふと気がつくと、なんらかの不安にとらわれていた。最初は、たいしたことがなかったのに、いつの間にか、居ても立ってもいられないほど焦っている——そんなことが起こるのは、デフォルトモードの時にいったんネガティブな思考にとらわれると、解決するまでその思考が反すうされるからです。

自閉症、抑うつ症などの精神的な病の特徴も、〝わたし〟について考えすぎることが発端になります。ひとつの考えが別の考えを導き、それがチェーンのように反すうし、病的な状態に発展していくのです。

不安になりやすい人の場合は、仕事上の不安だけでなく、身体上の不安とか、事故に対する不安とか、なにかが解決しても次の不安が頭をもたげ、いつも不安な状態が続きがちです。自己批判も放っておくと信じられないほど激しいものになっていきます。

こんな時、心の中のサルを無理にだまらせたり、追い払おうとしたりしても、いったん騒ぎだしたサルが静かになることはありません。デフォルトモードはサバイバルする時のモードでもあるので、いったん動き出すと、かんたんに止めることができないからです。

マインドフルネスは丁寧にひとつひとつの体験に注目していく瞑想法です。そのため、不安や自己批判というフルーツを探して、あっちの木からこっちの木へジャンプする酔っぱらいのサルを落ち着かせる必要があります。

モンキーマインドを飼いならす

わたしたちは、絶え間なくなにかを考えています。また、思考だけでなく、喜びや悲しみなどの感情にも心が奪われていきます。

わたしたちの心が外にさまよい出ている時間は、実に、起きている時間の半分ほどであることがわかっています（P．104からの項目参照）。心はそれだけ、デフォルトモードに戻っているのです。

デフォルトモードはもちろん悪いものではありません。

それは、脅威となるものがないか監視してわたしたちを守ったり、散らばった記憶の整理をしたり、創造したり、計画したりする時にも欠かせないモードです。

デフォルトモードが問題になるのは、過去や未来に自由に行き来でき、想像力豊かで〝わたし〟に向かいやすいこのモードの時に、ネガティブな思考や感情にとらわれ、エスカレートし始める時です。

注意集中力を鍛える瞑想を練習すると、自分がなにに注目しているかに気づく力が増します。そのため、ネガティブな思考や感情にとらわれても、すぐに気づけるようになります。そこで方向修正することで、ネガティブな思考や感情のエスカレートに歯止めをかけられるということです。ちょっとした刺激に心奪われ、あちらこちらへと跳び回ってトラブルを作り出すモンキーマインドを静かにすることができるのです。

さまよい出た心に気づき、呼吸に戻る

注意集中力を鍛える瞑想はとてもシンプルです。

最初に、呼吸をどこで感じるかを決めます。

ここで、P．68の深呼吸をもう一度やってみましょう。その時、鼻腔、胸、おなかの3つのうちでいちばん呼吸の動きを感じるのはどこでしょうか？

そこを注意の焦点を当てる場所にします。

そして、その場所から注意の焦点がさまよい出ていることに気づいたら、やさしく同じ場所に注意の焦点を戻し、また、息の出入りに集中します。

その繰り返しです。

最初は3分くらいをめどにしましょう。瞑想時間は、じょじょに伸ばしていき、これを単独でやる時は最終的に20分くらいを目指します。

わたしたちの注意集中力はどこまでも研ぎ澄まされていくので、さらに長く瞑想することも可能です。三昧《さんまい》という言葉がありますが、三昧とはこの瞑想を通して注意集中力が深まり切った状態を指しています。

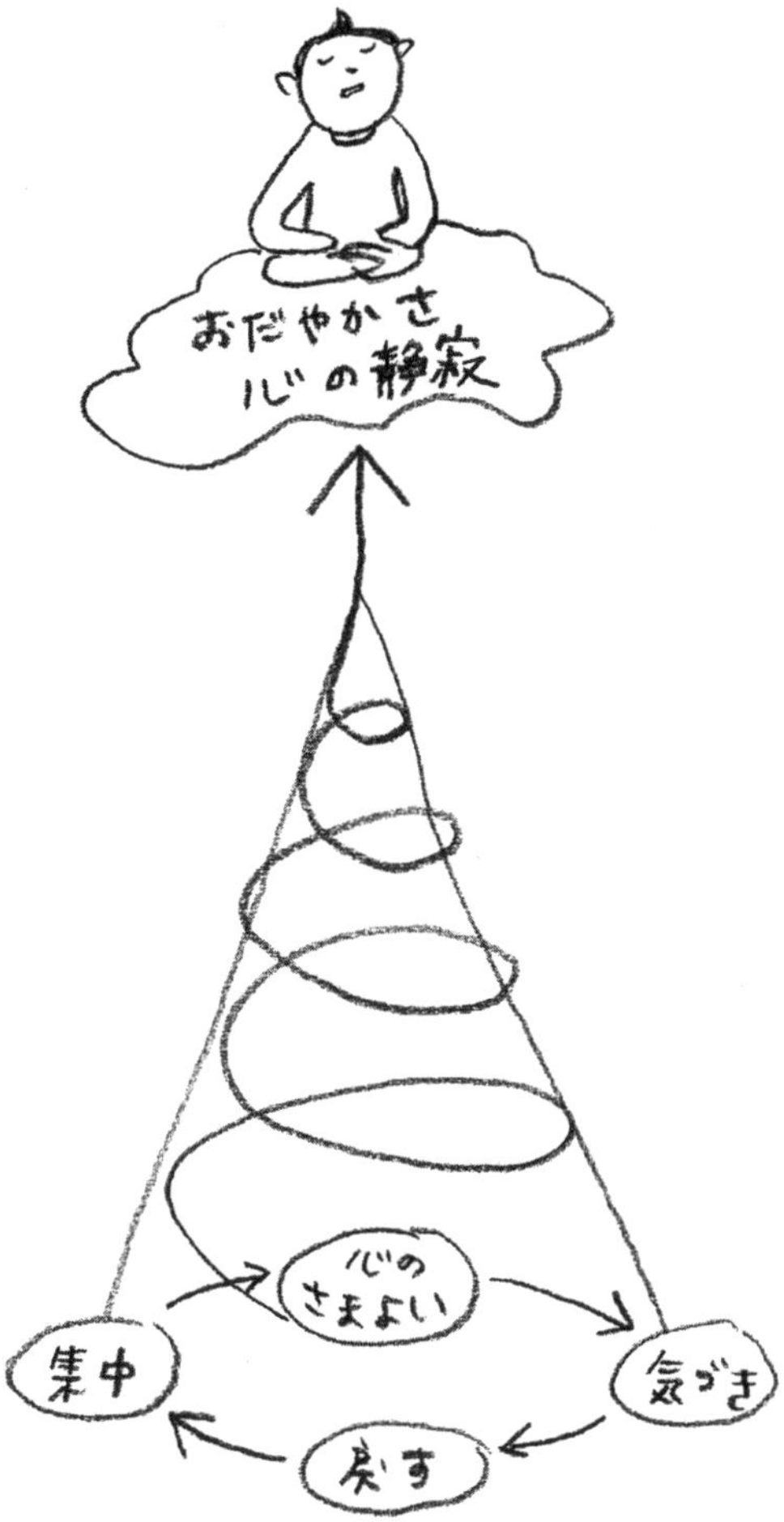
おだやかさ
心の静寂
心の
さまよい
集中
気づき
戻す

注意集中力を鍛える瞑想のやり方

1

頭をまっすぐ前に向け、目は閉じるかわずかに開ける。目を開ける場合は焦点をあわせず、1〜2m先に視線を落とす

2

呼吸に注意を向ける。呼吸法ではないので、呼吸頻度や呼吸の深さをコントロールしないこと

3

鼻腔に注意の焦点をあわせ、息の出入りを感じる。息を吸う時と吐く時の空気の温度が違うので、その感覚に焦点をしぼると集中しやすい。鼻腔に焦点をあわせる場合は、肺の中まで呼吸を追わないようにする。注意をあわせる焦点は、胸やおなかにしてもよい。その時は、胸やおなかの動きや、呼吸にあわせて胸やおなかにかかる圧力に注目する

4

入る息と出る息の感覚を追い続ける。注意深く、同時にリラックスしながら、あるがままの呼吸を味わう。正しい感じ方はなく、吸う息、吐く息の一回ずつを感じるだけでよい。呼吸リズムが変わったら、それにあわせる

5

思考、感情、イメージ、痛み、外部からの雑音や視覚刺激などに心が奪われていることに気づいたら、入る息、出る息の感覚に注意を戻す。気が散ったことを悔やんだり批判したりしないですばやく呼吸に戻るのがポイント

6

呼吸に集中できない時は、

①呼吸にあわせて、１から10まで心の中で数え、また１に戻って１から10まで数える。

②吸う息に合わせて〝吸っている〟、吐く息に合わせて〝吐いている〟と心の中で口にする。

集中できるまでそれを繰り返す

7 タイマーが鳴ったら、呼吸への集中を解く

心がさまよい出る瞬間がポイント

実際にやってみると、心がどれだけ忙しく動き回っているか、呼吸に注意の焦点をあわせ続けることがどれだけむずかしいかがわかると思います。

呼吸に集中していたつもりなのに、気がつくと、子どもの頃の記憶や、仕事や遊びの計画、昨日気になったできごと、のどが渇いている、腰が痛いなど、心があちらこちらへ飛んでいくからです。

その時は、さきほど説明したデフォルトモードに入っています。

わたしたちの心は集中力が切れるとデフォルトモードに入ってあちらこちらへとさまようように設定されているため、瞑想中に心がさまようことは自然なことだといえ

ます。

呼吸に注意の焦点をあわせていても、なんらかの思考や感情、感覚に意識が逸れるのは、何万時間、瞑想しても同じです。だから、意識が逸れることを悔やむ必要はまったくありません。

そして注意集中力を鍛えるのは、まさに、この時です。

〝注意集中力〟とは、あるひとつの対象に集中し続ける力であり、心が逸れたら、もとの対象にすばやく戻る能力を言います。

そして、練習を積むと変わるのは、心が逸れたことに気づき、呼吸に戻るまでの時間です。注意集中力を鍛える瞑想の目的は、この呼吸から注意の焦点が逸れてから呼吸に戻るまでの時間を短くすることにあります。

たとえば、瞑想を始めたらクーラーの音とか子どもの泣き声が気になったとします。

その場合、

呼吸に集中する……

音にとらわれる……

音にとらわれたことに気づく……
呼吸に戻って、呼吸に集中する……
音にとらわれる……
気づく……
また、呼吸に戻る……

という流れになります。

思考、感情、感覚はいつも浮かんでくるし、目を開けて瞑想する場合は、雑音だけでなく視覚的な誘惑も生じます。瞑想をじゃまするものそれぞれが、注意集中力を鍛える糧となるのです。

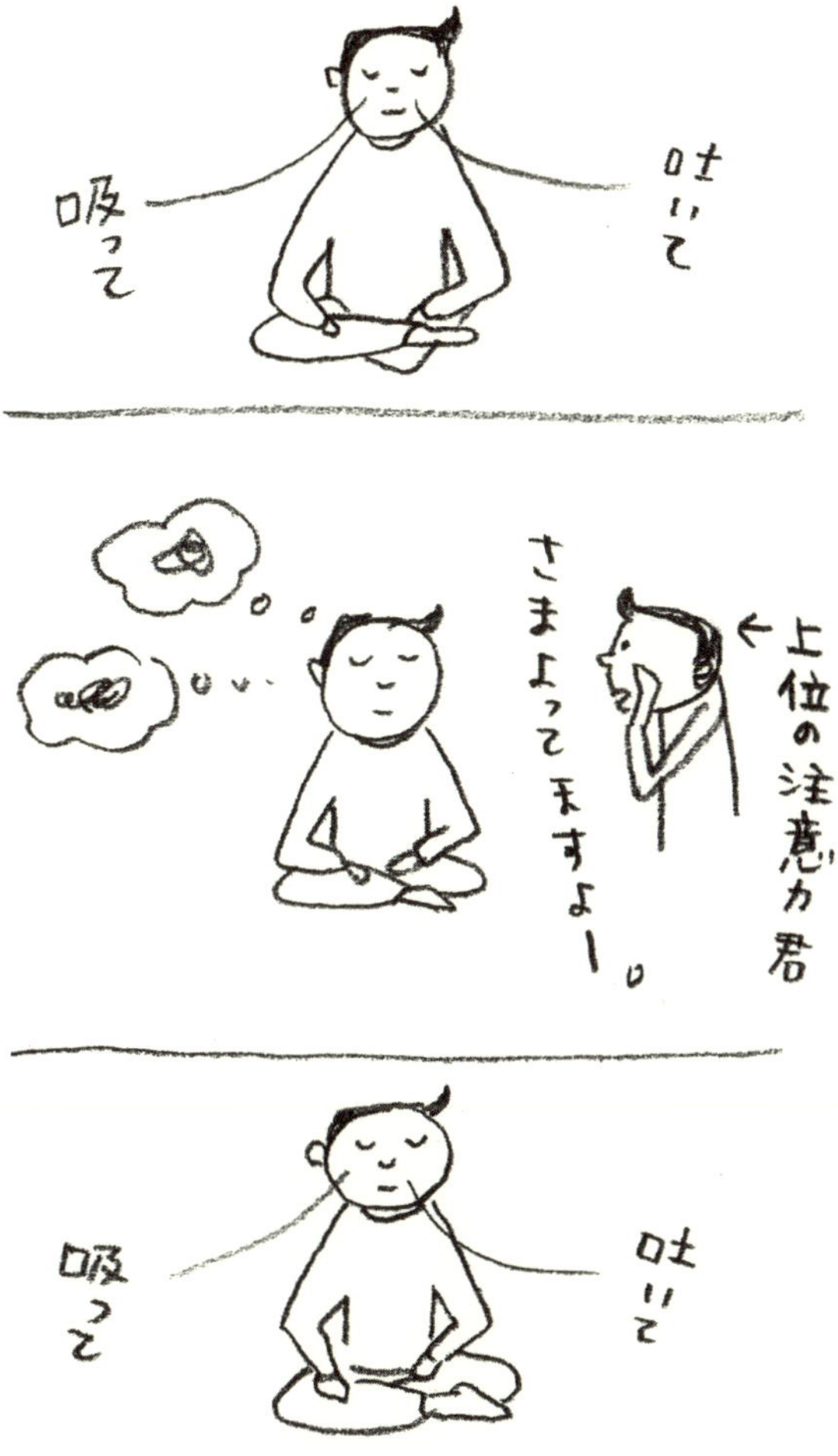
吸って
吐いて
上位の注意力君
さまよって来ますよー。
吸って
吐いて

瞑想を妨げる五つの障害

瞑想中に生じ、呼吸への集中を妨げる五つの心のパターンがある。これらは、ふだんの生活で心をとらわれる典型的なパターンでもある。五つの障害から呼吸に戻る作業を繰り返していると、ふだんの生活でも障害にとらわれていることに気づきやすくなる。

欲望～魅力的な対象に向かう欲望。食欲、性欲、所有欲など
嫌悪～他人や環境への怒り、憎しみ、悪意などネガティブな感情が湧く
倦怠～無気力になる、眠くなる
動揺～不安、後悔などから心も体も落ち着かない
疑い～瞑想を練習して意味があるかどうか疑う、瞑想がうまくできているかどうか疑う

いつでも帰ることができる安全な場所

注意集中力を鍛える瞑想を続けていくと、自分の注意の焦点がいまどこにあるか一歩ひいたところから注意している〝上位の注意力〟が鍛えられていきます。そして、この〝上位の注意力〟が鍛えられると、ふだんの生活でも、ダメージにつながっていく思考や感情に入りそうになる時、その心のさまよいに気づくことが多くなっていきます。

心のさまよいがダメージにつながる時は、そのさまよった心が負のスパイラルに入っていきます。

自然に生じる不安、自分に対する批判や非難を止めることはできません。しかし、そこからエスカレートさせるか、別の世界に移るかは自分で決めることができます。ネガティブな思考や感情が生じたとしてもネガティブに反応しなくてもよいのです。そんな時は、なにも考えずにとにかく呼吸に戻る。そうすれば、思考や感情が、ストレスや消耗につながる負のスパイラルへ発展することを断つことができます。

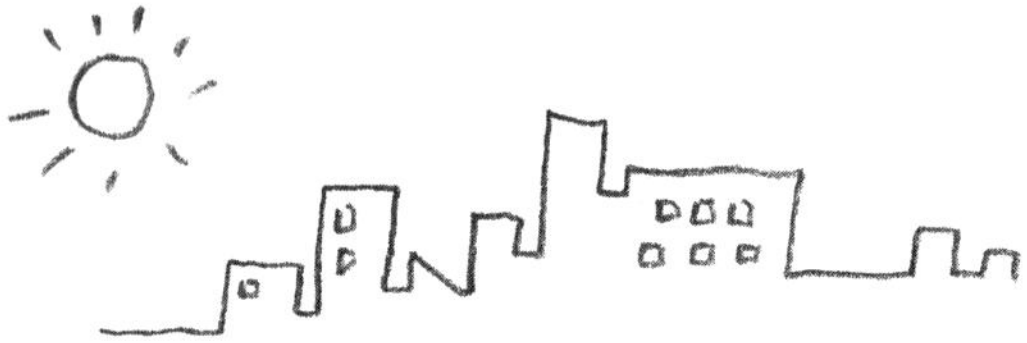

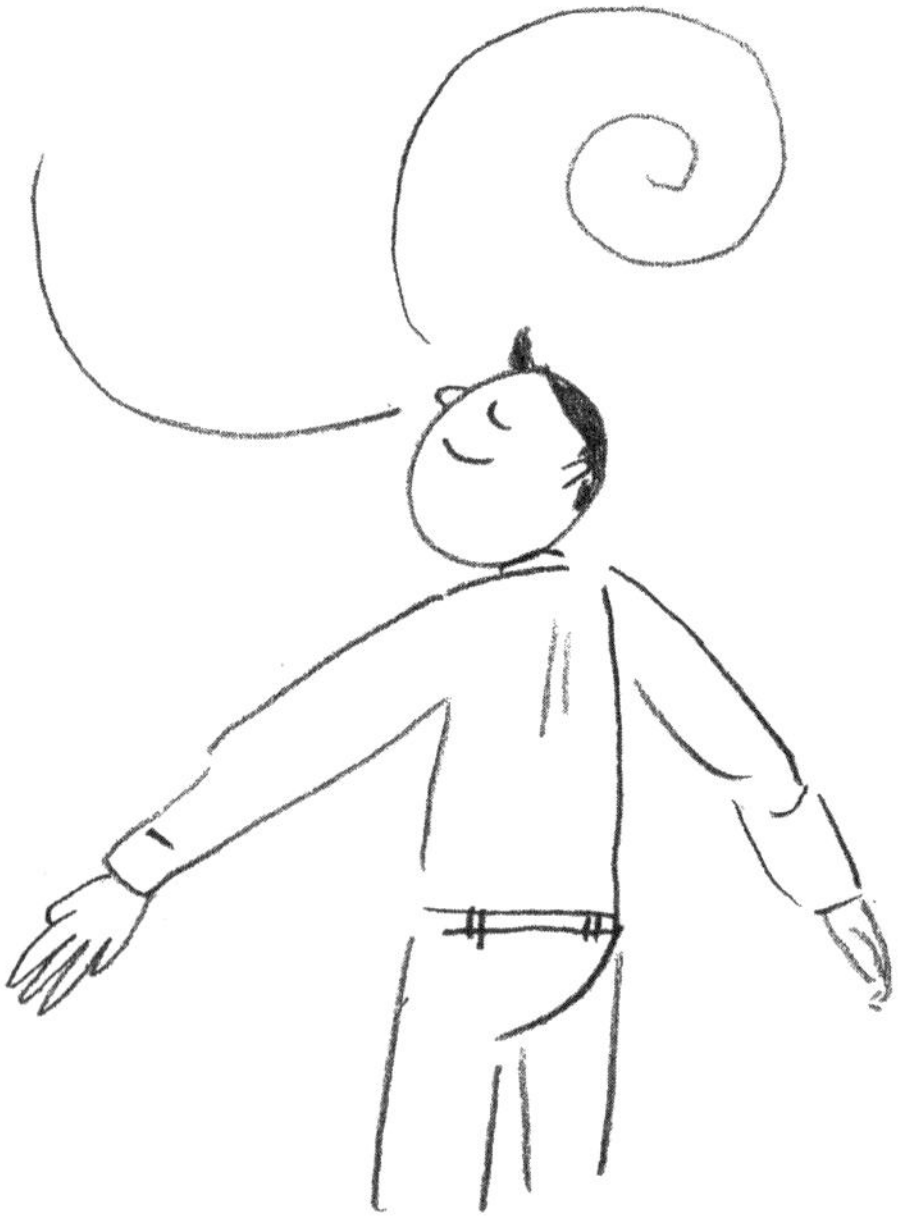

注意力を鍛える瞑想の練習を積んでいくと、不安だけでなく、嫉妬や怒りといったネガティブな感情に割く時間がじょじょに少なくなっていきます。心がおだやかになり、感情のバランスが取れた状態が続くようになっていきます。

どんな時でも呼吸はしています。

ふだん生活している時も、不安に気づいたら、呼吸に戻るようにする。

そうすれば、呼吸が、いつも戻ることができる安全な場所、リラックスでき、揺らぐことがなく、落ち着いた静けさをもたらしてくれる場所になっていきます。

心のさまよいに気づかせてくれる顕著性ネットワーク

デフォルトモードネットワークとタスクポジティブネットワークは、一方が活性化すると一方が不活性化する。その仲介をしているのが、前部島皮質と前帯状皮質などから成り立つ顕著性ネットワークだ。

瞑想中に意識が逸れてタスクポジティブモードからデフォルトモードに入ると、この顕著性ネットワークが活性化し、注意散漫になっていることに気づかせてくれる。

気づいた後に注意の焦点を呼吸に戻すのは、背外側前頭前皮質と頭頂葉皮質などから成る中央実行ネットワーク（タスクポジティブネットワークの一部）だ。そして、同じく中央実行ネットワークの一部（背外側前頭前皮質）によって、呼吸への注意集中が維持される。

注意集中力を鍛える瞑想に熟達すると、デフォルトモードに入ると、顕著性ネットワークや中央実行ネットワークが同時に活性化しやすくなることを、エール大学のジャドソン・ブルーワー博士があきらかにしている。心がさまよい出たことに気づきやすくなるのだ。また、瞑想していない状態でも、デフォルトモードネットワークの活性度を低い状態に保つことができるようになる。

注意集中力を鍛えていくと、デフォルトモードネットワークが、過度に〝わたし〟に向かわなくなる。心が自分の思考や感情にとらわれすぎている時、それに気づきやすくなるからだ。

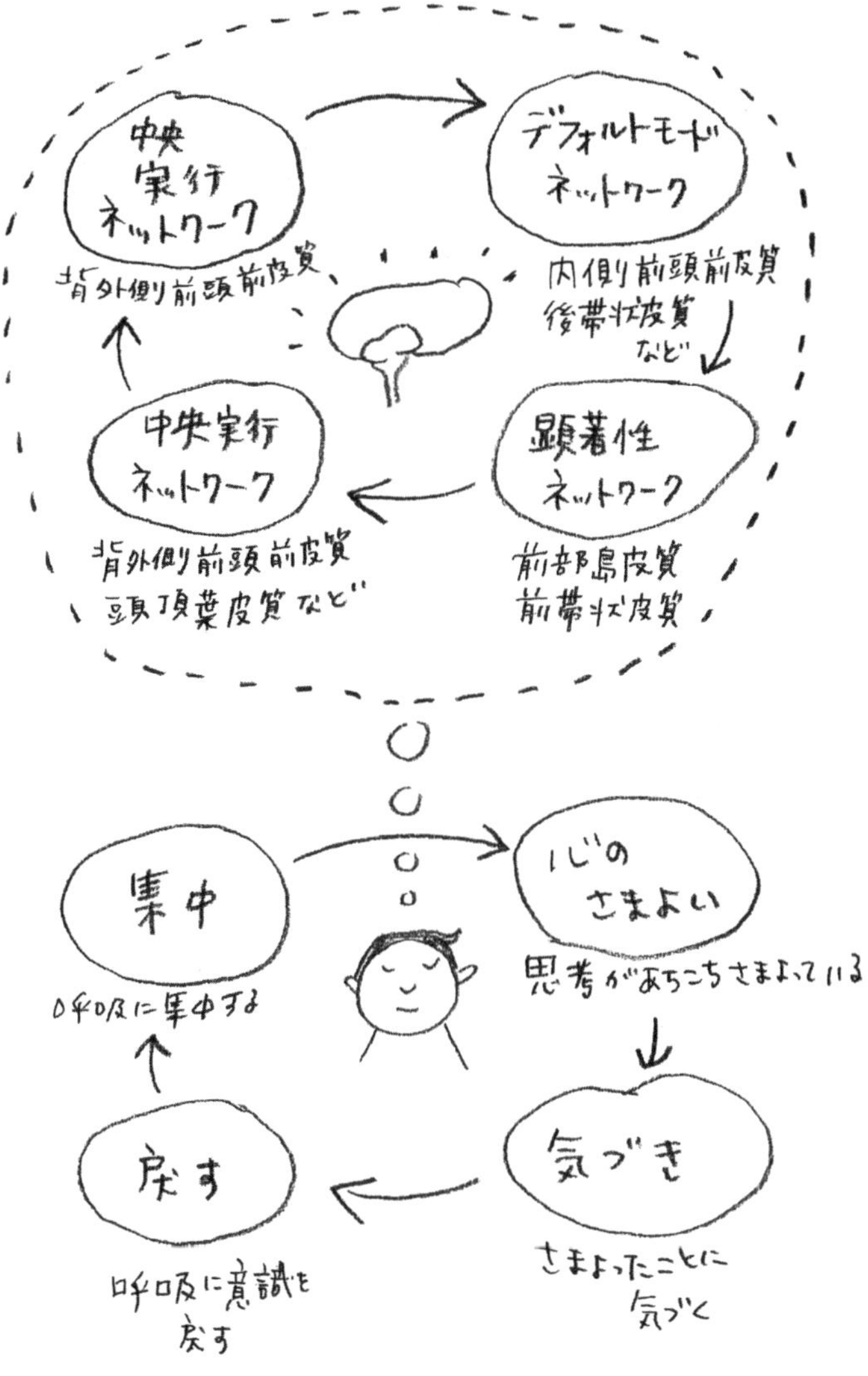
中央
実行
ネットワーク
背外側前頭前皮質
デフォルトモード
ネットワーク
内側前頭前皮質
後帯状皮質
など
顕著性
ネットワーク
前部島皮質
前帯状皮質
中央実行
ネットワーク
背外側前頭前皮質
頭頂葉皮質など
集中
呼吸に集中する
心の
さまよい
思考があちこちさまよっている
気づき
さまよったことに
気づく
戻す
呼吸に意識を
戻す

この顕著性ネットワークがデフォルトモードネットワークと中央実行ネットワークの調整をうまくできないことが不安障害や自閉症、統合失調症などの主原因だと考える研究者も少なくない。そしてこれらの神経疾患になる人たちは、いつも〝わたし〟について考えている傾向がある。

神経疾患の顕著な特徴は、自分自身の思考に夢中になることにあり、瞑想はそこに働きかける。そのことが、医療的に瞑想が有効かもしれないひとつの指標になっていると博士は述べている。

いまにいるだけで

15000人以上が参加し、65万以上のサンプルを集めた研究が、いまに焦点をあわせると幸福になることを教えています。

目の前の体験に没頭している時、あるいは、気が散ってどこか別のところへ行っている時の幸福度がどうなるかをハーバード大学の研究者が調査し、その結果を分析したところ、人々の心が、目の前の体験からおよそ半分の時間（46・９％）離れ、別のことを考えていることがあきらかになったのです。平均すると、わたしたちは１日のうちの半分、別の世界に行っていることになります。とくに気が散りやすかったのはシャワー中と歯を磨いている時（65％）で、次が仕事中（50％）。比較的集中していたのはエクササイズ中（40％）でした。

そして、この実験の目的である幸福度を分析すると、いま体験しているできごとから心が離れると、幸福度が低くなることがわかったのです。

目の前の体験に没頭している時の幸福度は65。そして、心がさまよい出た先が良い思い出とか明るい未来などの〝快適な内容〟であっても、〝いま〟に没頭している時より幸福度が少し低くなりました。さらに、〝中立的な内容〟だと60、不安や怒りなどといった〝不快な内容〟だと40と大幅に低くなっていったのです。ちなみにさまよい出た心の行き先は、快適な内容42・５％、中立的な内容31％、不快な内容26・５％でした。

心が〝快適〟な方向にさまよい出るより、〝いま〟にとどまっているほうが幸福だということです。
幸せになりたかったら、呼吸に集中して〝いまに戻れ〟ということです。

目の前の体験から離れると幸せから遠ざかる

この研究は、スマートフォンを使って幸福度を測るアプリを開発してネット経由で参加者を募ったもので、83か国にまたがる18歳から88歳までの15000人以上が登録する大規模なものになった。

職業、収入や教育レベル、既婚か未婚かなどが異なるバラエティに富んだ被験者に、いまの幸福度と、何をやっているか、気が散って心がどこかへさまよっていたかどうかなどをスマートフォン経由で答えてもらっている。

一日のうちの不定期の時間に質問が送信され、幸福度は、最高（100）から最悪（0）の間で評価してもらっている。個別的なインタビューの結果、心がさまようとその少し後に幸福度が低くなること、〝いま〟体験していることの幸福度が低いことが心のさまよいに必ずしもつながるわけではないこともわかっている。

質問内容は以下の通り。

①　今の気分は？　～１００が最高、０が最低

②　今、何をやっている？　～22項目
（食事、仕事、ＴＶを観ているなど）の異なる行動の中から選ぶ

③　今やっていること以外の別の何かについて考えているかどうか？

④　別のことを考えていたら、それは、快適な内容か中立的な内容か不快な内容か？

心のさまよいと幸福度合い

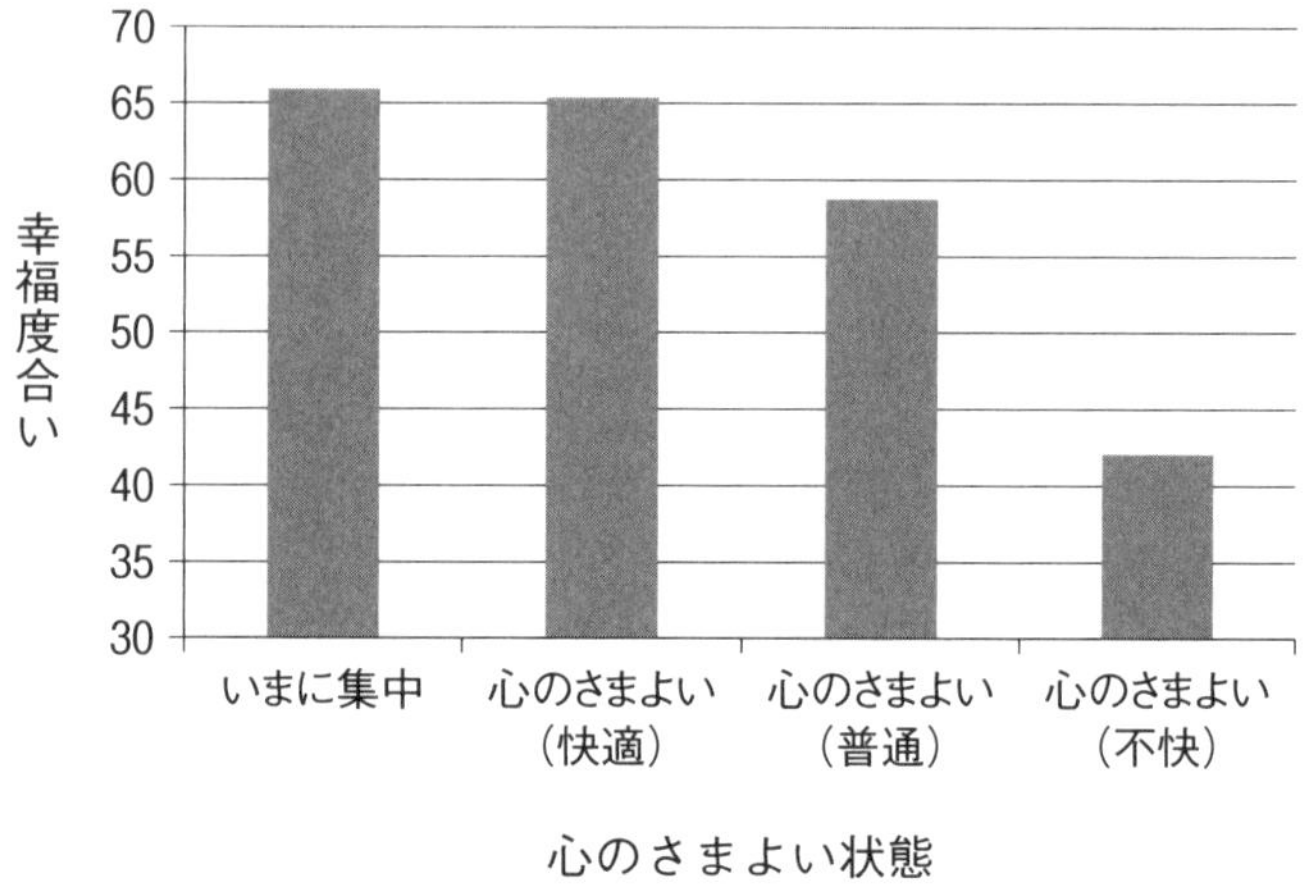

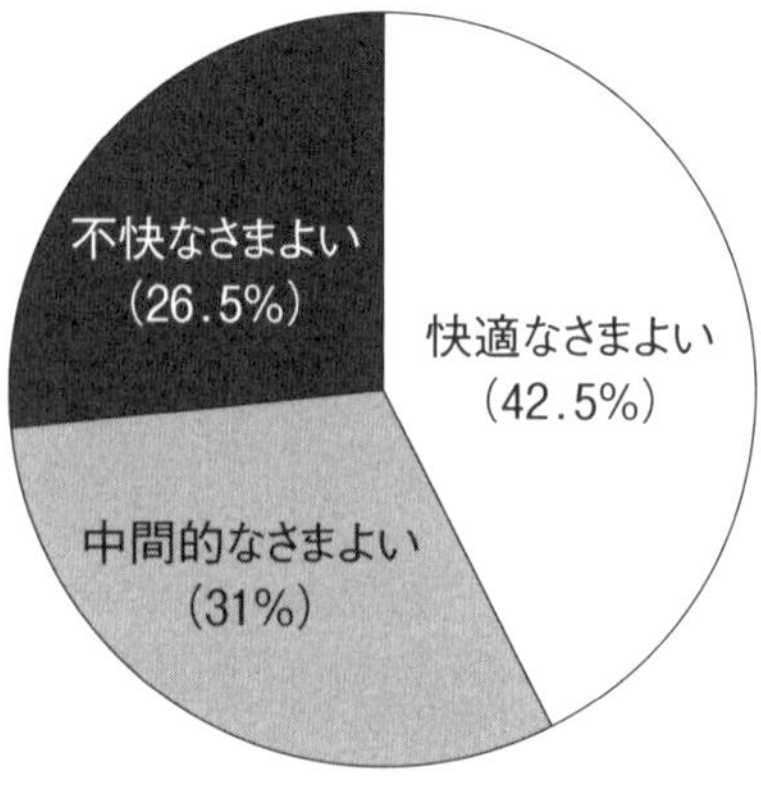

第3章

ここといまを受け入れる

マインドフルネス瞑想のすすめ

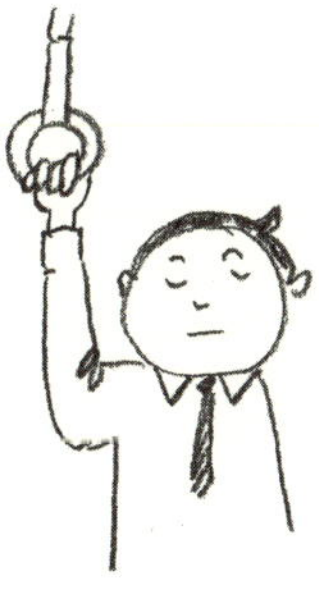

マインドフルネスとはなにか？

注意の焦点を呼吸に絞っていく注意集中力を鍛える瞑想は、呼吸に集中することでそれ以外の情報をシャットアウトし、ネガティブな思考や感情にわずらわされない状態を目指しています。

この瞑想法は、なにかに集中している時のわたしたちの心が、おだやかで静かなものであることを教えてくれるものです。ところが、いったん瞑想を解くと、不安や自己批判などを繰り返すモンキーマインドと、また、出会うことになります。

一方、マインドフルネス瞑想では、瞑想中に生じるさまざまな思考、感情、感覚と向き合い、観察をしていきます。注意集中力を鍛える瞑想では、思考や感情に気づいたらとにかく呼吸に戻りますが、マインドフルネス瞑想では、逆に、それらと向き合っていくのです。

特徴的なのは、観察の仕方です。

わたしたちには、なにかを体験すると、それが好きか嫌いか、自分にとってよいことか悪いことか、自分にとってどんな意味があるかを無意識にジャッジするクセがあります。そしてそこからドラマを作り出し、自分で作り出したそのドラマで心のスクリーンを埋め尽くし、夢中になっていきます。体験していることの主人公になり、それを演じている時間が圧倒的に長いといえます。生じてくる思考や感情を自分そのものだと考えているのです。

マインドフルネス瞑想では心の一部は、実際に思考や感情を体験していますが、その体験している思考や感情を、一歩後ろにさがって観察します。そうすることで、体験そのものを明瞭に観ることを目指します。

このように、思考や感情そのものになっているのと、思考や感情を体験しながら、一方でその体験を観察していることとの間には大きな違いがあります。

一歩さがって観察すると、心を奪われているネガティブな体験も、大きなスクリーンの中の一部で展開しているドラマであることがわかります。思考や感情が〝わたし〟そのものではなく、体験と自分が異なるものであることに気づくのです。

あいかわらず体験をジャッジするクセは続くかもしれませんが、どんな体験であっても、浮かんでは消えていく体験のひとつに格下げされていきます。

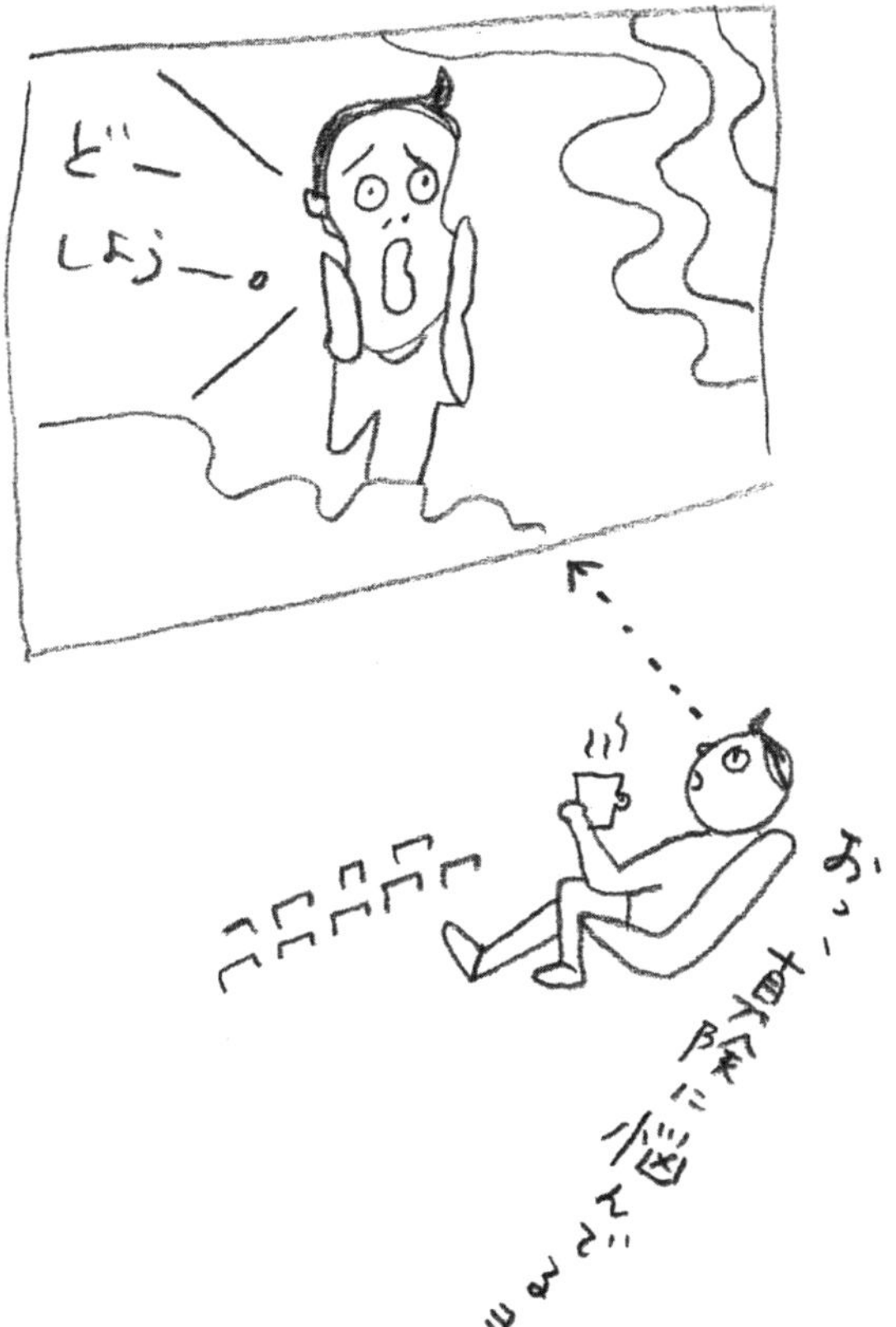
どーしよー。
おっー
悩んでるー。

たとえば、不安という衝動が生じるのを止めることはできませんが、そこに溺れることなく、それではどうしたらいいか、この状況に対処するにはどうしたらよいかにすべてのエネルギーを注ぎ込むことができるようになっていきます。

注意集中力を鍛える瞑想とマインドフルネス瞑想の違い

注意集中力を鍛える瞑想とマインドフルネス瞑想の違いはいくつかあります。混乱しやすいので、ここでおさらいをしましょう。

大きな違いのひとつは注意を向ける対象です。注意集中力を鍛える瞑想は、呼吸という一点に注意の焦点をあわせ続けます。一方、マインドフルネス瞑想は、その瞬間その瞬間の思考、感情、感覚が焦点をあわせる対象になります。

もうひとつが、注意が逸れた時の対応です。

注意集中力を鍛える瞑想では、注意の焦点が呼吸から逸れたことに気づいたらできるだけ早く呼吸に戻ります。

マインドフルネス瞑想でもベースとなるのは呼吸ですが、呼吸から注意が逸れた時、逸れた対象がどんなものであっても、認め、受け入れ、手放すのです。そして、観察する対象がない時は、呼吸の観察に戻ります。

マインドフルネス瞑想には、注意集中力を鍛える瞑想の練習で得られる、注意が逸れた瞬間に気づく〝上位の注意力〟が必要になります。それなしにマインドフルネス瞑想に取り組むと、注意の焦点が移った瞬間をとらえることがむずかしくなるからです。また、注意が逸れたままになってしまうことも多くなります。

そのため、マインドフルネス瞑想を行う時は、その前に注意集中力を鍛える瞑想を行い、注意集中力を高めた状態でマインドフルネス瞑想に移るようにしたほうがよいということになります。注意集中力を鍛える瞑想法を行うと、心が静寂と平安に向かうので、落ち着いた心で体験を観察できるようにもなります。

注意集中力を鍛える瞑想は独立した瞑想法ですが、この本ではマインドフルネス瞑想の一部でもあるとする考え方を取っています。

錨としての呼吸

見えるもの、聞こえるもの、香るもの、思いや感情といった体験の全方位に向けて意識を広げていく。オープンモニタリング瞑想という別名があるマインドフルネス瞑想は、心をオープンにして、どのような思考や感情であってもそれを瞑想の対象にし、モニタリング（観察）していきます。

海で嵐に巻き込まれた船は錨を下ろして流されないようにします。同じように、マインドフルネス瞑想においても、情動に流されないように、心をつなぎとめておく〝錨〟が必要になります。

モンキーマインドはさまざまな刺激におびき寄せられやすく、とくに、不安や自己批判は、注意を奪うようにプログラムされている強力な刺激です。そのパワーに巻き込まれると、観察を忘れて心がさまよい出てしまいます。

そうならないように、マインドフルネス瞑想では呼吸を〝錨〟にして心をつなぎとめます。瞑想中に観察がとぎれたり、心がどこかにいきそうになったりしたら、呼吸

注意集中力を鍛える瞑想とマインドフルネス瞑想の違い

	注意集中力を鍛える瞑想	マインドフルネス瞑想
対象	呼吸	その時その時の体験
方法	心のさまよいに気づいたら呼吸に戻る	その時その時の体験と向き合い、観察する
目的	注意集中力を鍛える 静かでおだやかな心に至る	体験が常に変化していくものであるという洞察に至る

という錨に戻るのです。

呼吸を〝錨〟にするのには理由があります。

呼吸は、24時間わたしたちとともにあります。

そして、呼吸にあわせて勝手に肺やおなかが動いてくれるので注意を戻しやすいものです。

ただし、注意集中力を鍛える瞑想においては絶対的な対象になる呼吸とは違い、マインドフルネス瞑想における呼吸はモニタリングする対象のひとつになります。ほかの対象と同じ位置づけということです。

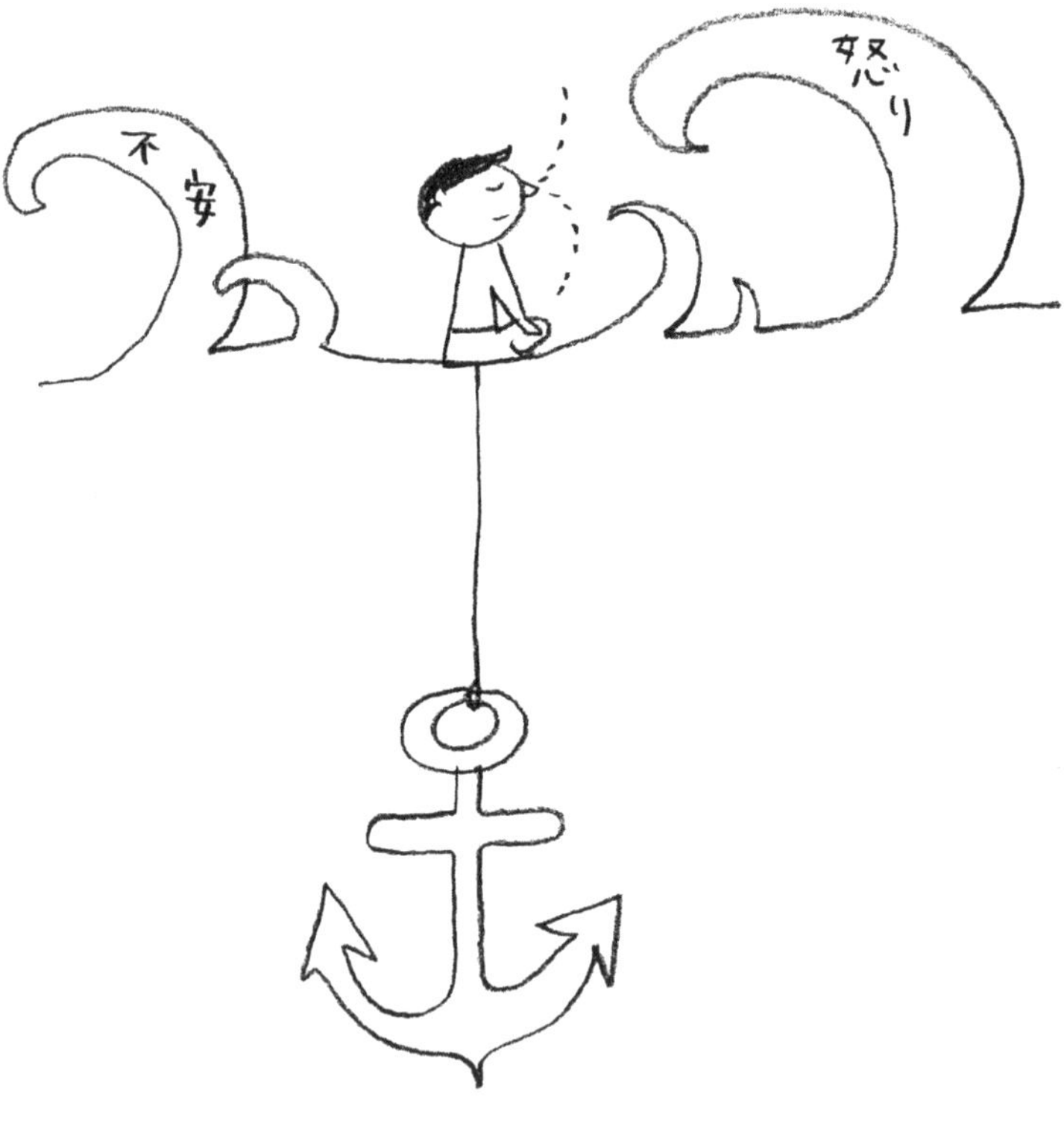
不安
怒り

情動にとらわれずに体験とつながる技術～スポットライトを当ててラベリングする

体験していることのすべてを対象にするマインドフルネス瞑想では、楽しいことばかりではなく、当然、自己批判や不安、怒りなどの思考や感情とも向き合っていくことになります。

これらネガティブな体験と向き合うのはかんたんな話ではありません。同じく瞑想の妨げになる欲望が生み出す情動も強力です。それらに引きずられないために使われるのがスポットライトを当ててのラベリングです。

体験（思考、イメージ、記憶、衝動、感情、感覚、体の外で起こっていることなど）している内容がどんなものであっても注意が向いたものに意識的に注目することがスポットライトを当てるという意味です。わたしたちは、体験そのものにあまり注目することなく毎日を過ごしているので、まず、いまなにを体験しているかに気づくようにするのです。

そして、その体験の内容を、「欲望」、「不安」といったシンプルな言葉や、「感じている」、「考えている」といった短いフレーズにして確認します。これがラベリングです。

スポットライトを当ててラベリングする。その連続を心の中で、あるいは、実際に声にして実況中継していきます。

具体的なやり方を説明しましょう。

最初に注目するのは呼吸です。呼吸に注目しながら、吸っている、吐いている、吸っている、吐いているとラベリングしていきます。

そこで、だれかが咳をするのが聞こえたとします。その時は、その咳にスポットライトを当て、「咳」とラベリングします。吸っている、吐いている、吸っている、吐いている、(咳)、吸っている、吐いている、と続いていきます。

ラベリングには体験を対象化する意味があります。

ここでラベリングをしないと、「あれ？　だれかが咳をしている。風邪が流行っているのかな？　いやだなあ。そういえば、インフルエンザが流行っているってニュースで言っていたっけ。夕方からの打ち合わせには厚着して出かけよう」と、次々と思考や感情が浮かび、〝現在〟から離れ、過去や未来、あちらこちらへと心がさまよい

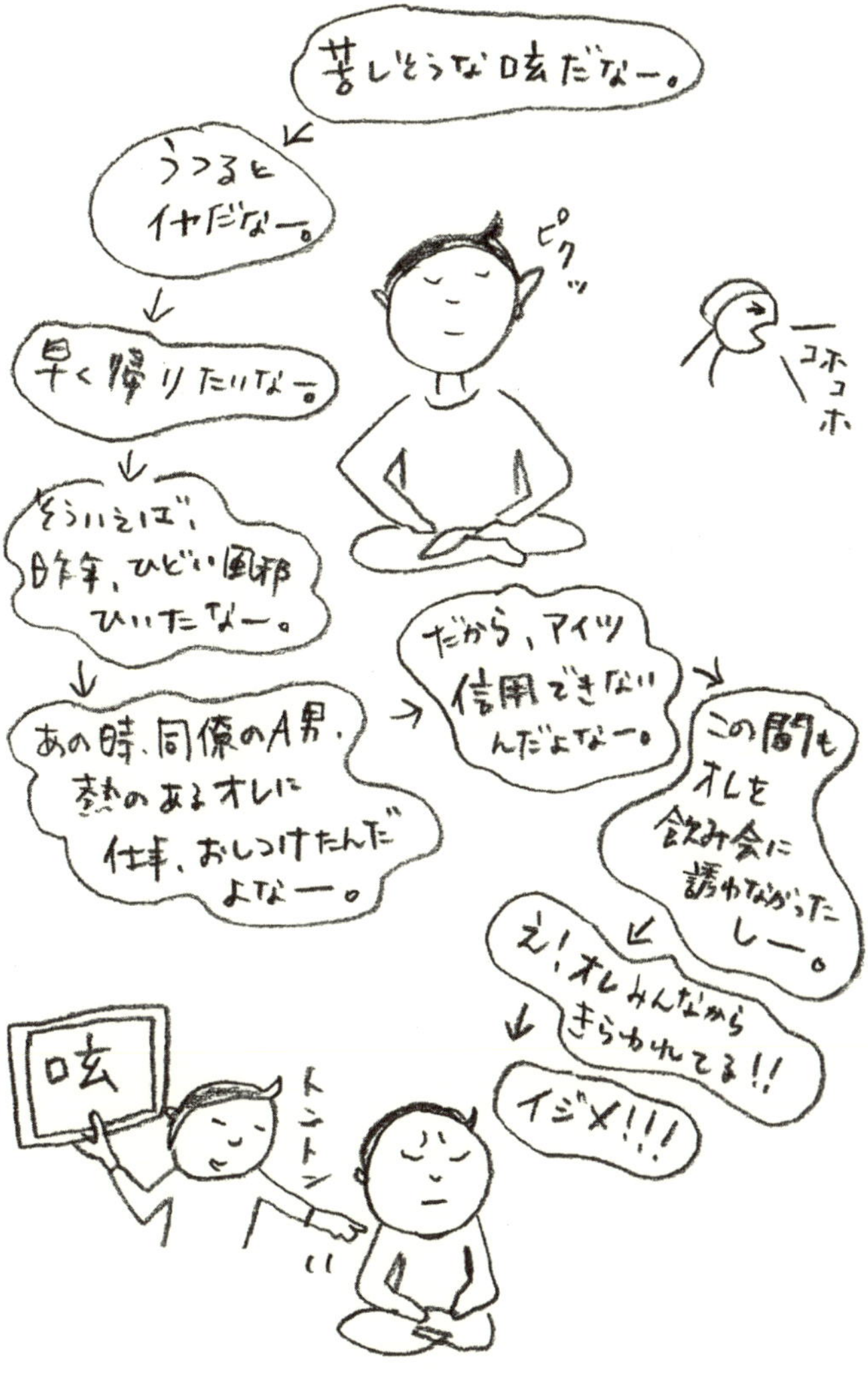
苦しそうな咳だなー。
うつると イヤだなー。
ピクッ
コホコホ
早く帰りたいなー。
そういえば、昨年、ひどい風邪ひいたなー。
あの時、同僚のA男、熱のあるオレに仕事、おしつけたんだよなー。
だから、アイツ信用できないんだよなー。
この間もオレを飲み会に誘わなかったしー。
え！オレみんなからきらわれてる!!
イジメ!!!
咳
トントン

出て情動の渦に巻き込まれていきます。

そういった思考の流れを、咳をするのを聞いたと同時に「咳」というラベルで対象化し、咳を聞いた時点から始まる思考や感情の流れを切断するのです。咳についての思考や感情が去らないときは、咳、咳、咳と、ラベリングを繰り返します。

自己批判も同じです。「うまくいかない、やっぱり自分はだめだ。でも、あの時、あいつがあんなことを言ったからだ…。いやいや、もともと才能なんて無いし。じゃあ、なぜ、もっとがんばらなかったんだ」とエスカレートしていきます。その自己批判する自分に気づいたら「批判している」と体験を対象化して思考や感情がエスカレートしていかないようにします。

スポットライトを当ててラベリングすると、対象との間に距離ができ、思考や感情などにつかまりにくくなります。体験と自分を同一視していくプロセスが断ち切られるので、情動がエスカレートしたり、情動にコントロールされたりしないようになるのです。

不安や自己批判はいったん生じると、情動となってエスカレートしやすいものです。しかし、すでに情動がエスカレートした後でも、ラベリングを繰り返すことで情動を

スポットライトとラベリング

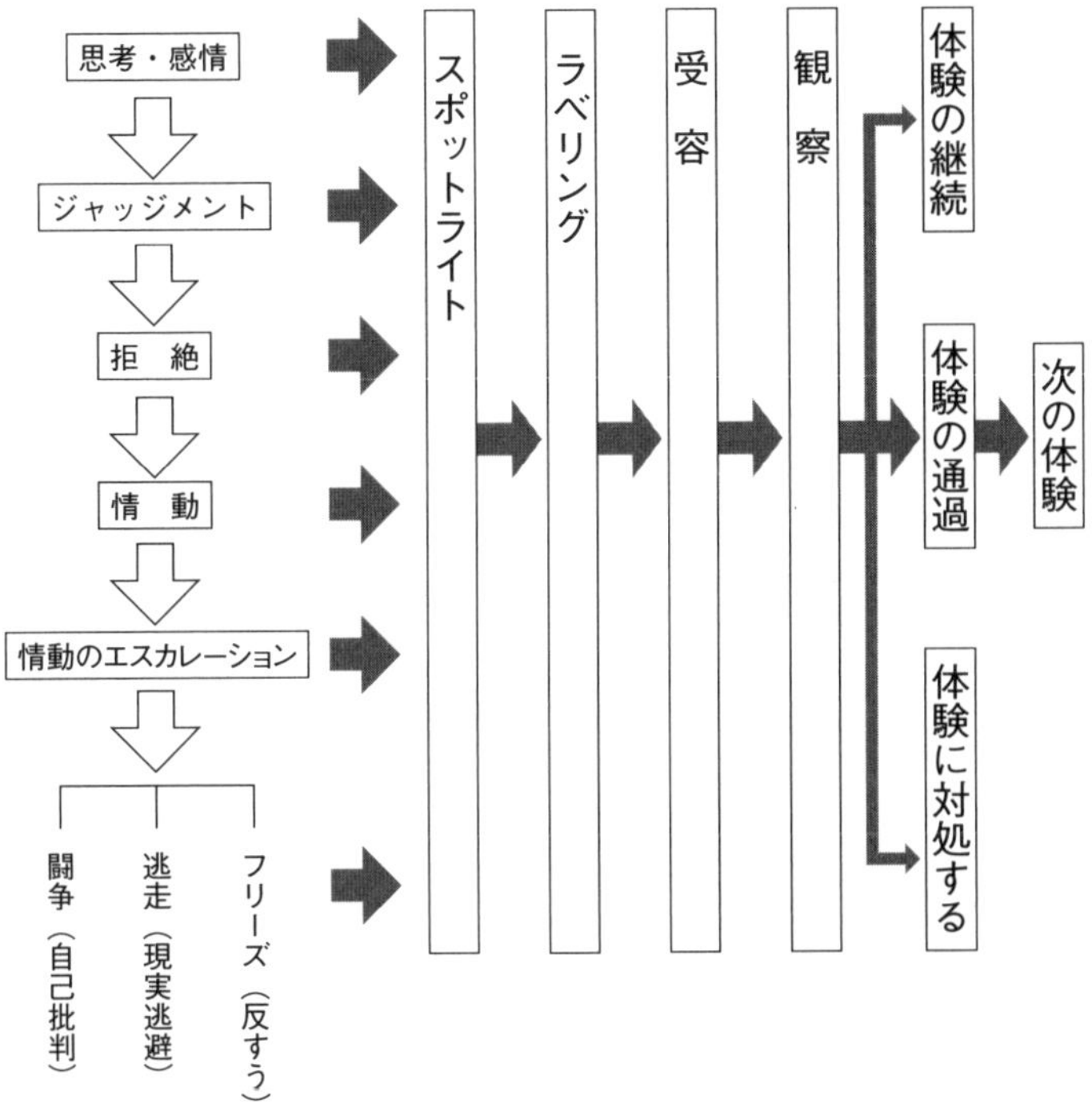

弱めていくことができます。「自己批判している」、「自己批判している」、「自己批判している」と繰り返していると、自己批判している自分を対象化して考える余裕ができ、その行為の無意味さに気づいていくからです。

感覚も同じです。

部屋に花を飾っていて、その香りを感じたら、「香っている」、あるいは「香り」とラベリングします。なんの香りかどんな香りかといった分析や、いい香りだとか嫌な香りだとかの好悪の判断をはさみません。

マインドフルネス瞑想中にも、実況中継を忘れた心のさまよいが起こります。ここで呼吸が錨になります。心のさまよいに気づいたら、その状況にスポットライトを当て直し、ラベリングしてから、吸っている、吐いている、吸っている、吐いていると呼吸のラベリングへと戻ります。

ラベリングは、体験に浸ることを否定しているのではありません。あくまで、体験と自分を同一視する習慣を見つめ直す練習をしているということを忘れないでください。

ラベリングのやり方

1 呼吸に焦点をあわせ、それを、心の中や声にして実況中継していく
(鼻腔に焦点をあわせてもよいが、動きがある胸やおなかの方が観察しやすい)。吸っている、吐いている、吸っている、吐いていると呼吸を観察しながら実況中継を始める

2 思考、イメージ、記憶、感情、衝動、外界からの刺激などに気づいたら、その内容を分析したりジャッジしたりしないで、いま、自分がなにを体験しているかを実況中継する。つまり、吸っている、吐いている、吸っている、吐いている、(なにかを感じる→感じている)、吸っている、吐いている、(なにか考えが浮かぶ→考えている)、吸っている、吐いている、吸っている、吐いている、という流れになる。対象がたくさんあったら、いちばん注意をひくものにスポットライトを当てる

3

連続する体験のひとつひとつにスポットライトを当て、ラベルを貼ることで、体験を対象化する

体験を観察する

体験にとらわれることでドラマが生まれ、わたしたちはそこに入り込んでいきます。しかし、ほとんどの思考や感情は、実は、しばらくすると消えていくはかないものです。

ラベリングの本来の目的は、体験している内容を知ることではなく、この、生じては消えていく体験の連続を観察するところにあります。

ニュース番組のアナウンサーは、ニュース内容をありのままに伝えようとします。スポットライトを当ててラベリングをする時は、このニュース番組のアナウンサー

になったような気持ちで、いま、自分が体験している内容を観察し、それを端的に実況中継していきます。

「あ、こんな思考が生まれた」と、好奇心を持ちながら体験に接し、生じては消えていく体験の連続を観察します。「こう見ている」、「こう聞いている」、「こう感じている」、「こう考えている」とラベリングするのも効果的です。

本を速読することにたとえる人もいます。内容をすばやく把握しながら次々とページを繰っていくように、瞬間ごとの体験を把握しながら、とらわれることなく注意の焦点を移していきます。

ラベリングはリラックスしながらおだやかな気持ちで行うことがポイントです。けっして、体験を排除しようとしてはいけません。むしろ、生じてくる体験を敬う気持ちでラベリングしましょう。

また、ラベリングに没頭しすぎてはいけません。

ラベリングはあくまで連続していく体験を明瞭に観るためのツールです。そのため、ラベリングに使うエネルギーは５〜10％ほどにとどめ、体験そのものと向き合うことにほとんどのエネルギーを使いましょう。

ラベリングの3つのモード

ラベリングに慣れたら、ラベルの貼り方に工夫を加えていきましょう。

ラベリングにはメンタルモード、ウィスパーモード、ヴォイスモードの3段階のモードがあります。

メンタルモードは心の中でささやくラベリング、ウィスパーモードは声にしてささやくラベリング、ヴォイスモードははっきり聞き取れる声で発するラベリングです。

声にすると思考や感情の切断が容易になるので、まわりに迷惑をかけないなら、ウィスパーモードで実況中継するとよいでしょう。声のトーンや大きさを変えたり工夫したりしながら、瞬間をとらえやすい自分の声を探しましょう。

ラベリングは状況によって使い分けるようにします。情動の嵐に巻き込まれた時は低く重厚なヴォイスモードを使ってラベルを貼ります。そして、嵐が収まったら、ウィスパーモード、さらにメンタルモードへと落としていきます。

ラベリングはあまりエネルギーを使わず行うものですが、思考や感情が手強い時は、もう少しエネルギーを使ってラベリングし、その声を聞くようにします。声が大きくなりすぎると体験から離れてしまうので気をつけます。この場合も、思考や感情を排除するのではなく、消えていくのに任せることがポイントです。

最初は体験のすべてにラベリングし続けた方がコツをつかむことができます。体験のすべてにラベルを貼ることは、自分が現在にいるかどうかを知る方法にもなります。上達したら、スポットライトを当てるだけでラベリングは外していきます。

ラベリングのコツ

●おだやかな心で取り組む。体験におだやかに語りかけるようにラベリングする

●長いラベルをつけていると〝現在〟から離れるので、シンプルでコンパクトなラベルにすること。「欲望」、「不安」、「温かさ」、「冷たさ」といった言葉や、「計画している」、「自己批判している」、「思い出す」、「感じている」といった

短いフレーズにする

●正確にラベリングしようと体験を分析しすぎると思考や感情につかまるリスクが増す。体験のディティールに近寄りすぎないようにする

●わたしという言葉は使わない。わたしという言葉を使うと、わたしたちは、自動的に今の体験を「これがわたしだ」と考え、〝わたしの体験〟としてエスカレートしていくからだ。「わたしは怒っている」ではなく、「怒りを感じている」と表現する。「わたしの」という視点から一歩下がってラベリングすること

●感情を喚起するような修飾はしない。「信じられないほどの恐怖」とラベリングしたら、それだけで恐怖にとらわれていくからだ

●ラベリングに夢中になりすぎたら、ラベリングが情動にとらわれずに体験を観察するためのツールであることを思い出す

●「吸っている、吐いている」とラベリングしながら、心が上の空になることがある。呼吸の観察がオートマチックにならないように注意する

●習慣的に繰り返し生じる体験には、「快楽主義者」「不安稼業」「批判好き」な

どとニックネームを付けておくと、それらが生じた時にスピーディに対象化できる
●３段階のラベルモード（メンタル、ウィスパー、ヴォイス）をうまく使うこと

マインドフルネス瞑想の全プロセス

ここでマインドフルネス瞑想の流れをまとめます。

深呼吸から入って心を落ち着かせ、注意集中力を鍛える瞑想で心をおだやかにさせるとともにいまにとどまるようにします。そこからマインドフルネス瞑想に入ります。この順序を踏むと、体験を観察しやすくなります。

心のさまよいが多くてマインドフルネス瞑想がうまくできない時は、注意集中力を鍛える瞑想に戻りましょう。

タイマーをセットする

←

P．68を参照して、深呼吸する

←

呼吸が自然になって心が落ち着いたら、
P．92の注意集中力を鍛える瞑想を参照して呼吸に集中する

←

呼吸への集中が続き、心があまりさまよい出なくなったら、
マインドフルネス瞑想に入る。まず、呼吸への集中を解き、
呼吸を観察の対象にする。吸っている、吐いている、吸っている、

吐いていると実況中継を始める

←

思考、感情、感覚が浮かんだら、P．125を参照してラベリングする

←

その体験を受け入れ、観察し、消えるにまかせ、呼吸の観察に戻る作業を繰り返す

←

時間が来たら、ゆっくりと日常に戻る

ふだんの生活にマインドフルネスを持ち込む

瞑想というと静かな場所に座って行うものだという先入観があります。そのため、一日のうちのある一定時間を瞑想に当て、瞑想から離れている時間は、今まで通り思考や感情と格闘するというスタイルを取る人がほとんどです。

それでもよいのですが、マインドフルネスのおもしろさは、ふだんの生活に応用するところにあります。

「スポットライトを当ててラベリングする」ことは、マインドフルネスを行なう上での主要な技術ですが、この作業は、いつでもどこでもできます。

体験を受け入れ、観察し、手放したり冷静に対処したりしていく。その作業が必要になるのは、ふだんの生活の中にこそあります。ふだんの生活には、不安や自己批判に迷い込むきっかけもたくさん待ち構えています。

ネガティブな思考や感情に多くの時間とエネルギーを奪われている現実があるとしたら、そここそが、マインドフルネスの練習の場になるのです。

問題にマインドフルネスを使って取り組むとストレス度が低下するので、最初はひどく深刻に見えていた問題の全容が把握できるようになります。新鮮な観点から問題を眺めることも可能になります。

たとえば、情動の嵐が吹き荒れているミーティングの場を、マインドフルネス的な視点で眺めてみましょう。そのネガティブなエネルギーに巻き込まれずに問題の本質を観察できれば、そこにいるだれよりもうまく、その嵐を鎮めていくことができるはずです。

マインドフルネスを習慣化するには、リマインダーが必要です。

1時間ごとにセットしたスマートフォンのアラームなどを使って、ふだんの生活にマインドフルネスを持ち込むこともできます。アラームが鳴るごとに、いまどこに注意があるか、なににとらわれているかスポットライトを当てて、ラベリングします。

オフィスのドアやパソコンのモニターなど適当なところに〝マインドフルネス〟あるいは〝!〟といったメモを貼り、それを目にするごとに、いまの状態をラベリングすることもマインドフルネスの習慣化を助けるひとつの方法になります。

シャワーを浴びる時、散歩する（オフィス内を移動する）時、コーヒータイムなど、日課になっている行動をマインドフルネスの時間にすることもできます。

1回につき1〜3分の短い瞑想も効果的です。短い瞑想を定期的に行うことは、集中力と心のおだやかさを終日キープすることにつながっていきます。大切なミーティングの前、試験や面接の前に短い瞑想を行うと、情動のコントロールセンターである扁桃体の活性度が低下して心が落ち着いていきます。

このように、ふだんの生活へのマインドフルネスの応用は、日々の生活に新しい視点を与えてくれるでしょう。

日課をマインドフルネスの時間にする

●コーヒータイム〜茶道と同じようにひとつひとつの動作に注目して、そのプロセスをラベリングする。コーヒーメーカーの音を聞く。コーヒーの香り、マグの手触り、コーヒーの温かさを感じながら、ゆっくり味わって飲む。コーヒー

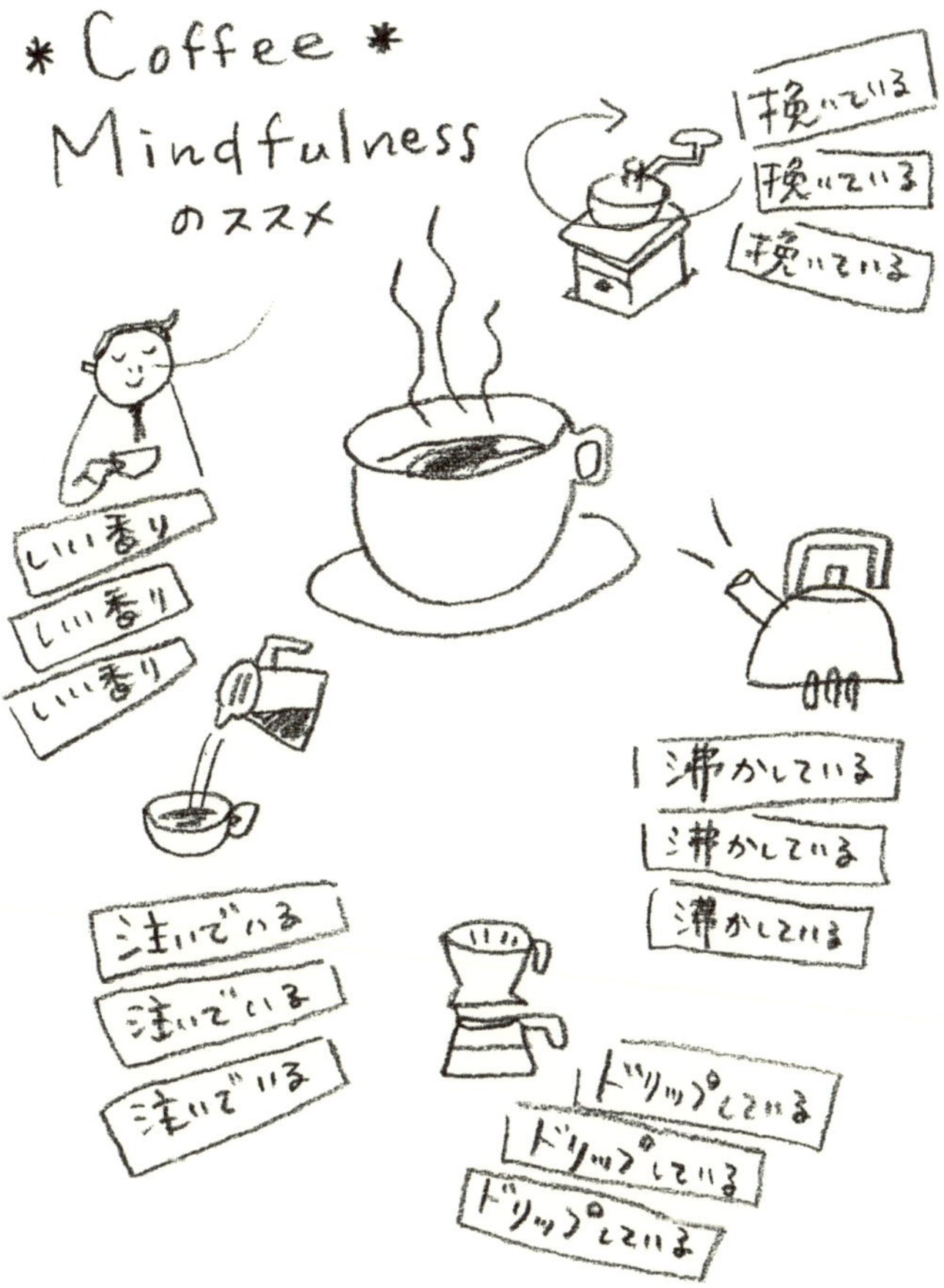
＊Coffee＊
Mindfulness
のススメ
挽いている
挽いている
挽いている
いい香り
いい香り
いい香り
沸かしている
沸かしている
沸かしている
注いでいる
注いでいる
注いでいる
ドリップしている
ドリップしている
ドリップしている

を用意するところから飲んだ後の片付けまでをラベリングしていく
●シャワーを浴びる時～水そのものの感覚、水温の変化、シャワーの肌への圧力、水の音などを観察する。石けんの香りなどをラベリングする
●散歩する時～考え事はしない。大地の感触、呼吸や体の感覚、空気や気温などをラベリングしながら歩く
●ミーティング中～人の話に聞き入る。心がさまよい出たら話を聞き入る作業に戻る。感情的になったらラベリングする。正しい情報が得られるだけでなく、ストレス度がさがって冷静な分析ができるようになる

ま・あ・い・い・か

ふだんの生活にマインドフルネスを持ち込めるよう、英語の頭辞語がいくつか考え

出されています。そのひとつが、ＳＴＯＰです。

Ｓ　Stop（止まれ）
Ｔ　Take a breath（呼吸せよ）
Ｏ　Observe your experience（体験を観察せよ）
Ｐ　Proceed（手放して進め）

ＳＴＯＰと言ったあとに、接頭語の内容を思い出して実践します。ＳＴＯＰには、それまでの意識の流れを切断する強い力があり、ネガティブな思考や感情が続いている時にＳＴＯＰと言うだけでも、新しい世界が広がります。英語が気にならない人であれば、ＳＴＯＰは、効果的なリマインダーになります。

ＳＴＯＰの代わりになるものがないか、言葉の組み合わせ遊びをやって、個人的に思いついたのが「ま・あ・い・い・か」です。

ま　間を

あ　空ける
い　息を吸う
い　息を吐く
か　観察する

「ま・あ」で、思考や感情の間に「間を空ける」。ここで、意識のとらわれを切断します。

「い・い」で「息を吸い、息を吐く」。STOPのT（Take a breath）と比べ、丁寧に呼吸を体験することに重点を置いています。「か」で「観察」します。

とらわれていた思考や感情、とらわれていた自分をジャッジしたり批判したりせずに「まあいいか」とユーモアを持って受け入れるのです。

「まあ」で間を空ける、「いい」で「息を吸い、息を吐く」。これだけで、心をとらえていたネガティブな思考や感情がなんであったかを忘れてしまうこともあります。それは、些細な事項にどれだけエネルギーを費やしているかに気づく瞬間でもあります。

もし、なにか重大なことが進行していた場合は、「ま・あ・い・い・か、いや、よくないぞ」と思い直せばいいでしょう。思い直す段階では、すでに一歩引いたところから体験を観察しています。その段階では、冷静に対処していく体勢がととのっています。

体験の流れを中断して見つめ直す頭辞語には、人それぞれ覚えやすかったり、使いやすかったりするものがあります。「ま・あ・い・い・か」と同じように、オリジナルの頭辞語を作るのも楽しいものです。

この瞬間の自分を受け入れるために

わたしたちは、一日のうちにさまざまな体験をします。それらの体験は、注意を引くところから始まって、時には心を満たすまで大きくなり、その後、消えていきます。まるで、沖で波が立ち、波打ち際に大波となって押し寄せ、砕け、引いていく波の満ち引きのようです。

そこには、荒れた波も、心地よい波もあり、わたしたちは、朝起きてから寝るまでの間に、終わることがない変化に富んだ波と出会っていきます。

それらの波すべてをうまく乗り切れるわけではありません。ところが、わたしたちは、ものごとがうまくいくことを前提に考えるクセがついているので、ある波をうまく乗り切れないと嫌な気分になり、そこから、自分を攻撃したり、自分から逃避したり、失敗体験や後悔の反すうが始まります。

しかし、よくよく観察すると、失敗や間違いそのものよりもその体験に対するわたしたちの反応のほうが、わたしたちを傷つけ、エネルギーを消耗させています。

体験をマインドフルネス的に受け入れ観察していく習慣ができると、そこに、変化が起こります。

もちろん、失敗や落胆は避けられませんが、過去の痛みや心の傷、未来への不安、エスカレートしていく思考や感情から自由になって、これからどうしたらいいかを賢く選択していく自由を得ることができるのです。

マインドフルネスは、自分を顧みる時も、ジャッジすることがない、あるがままの自分を観察していく視点をわたしたちにもたらします。

いままで、抗ったり、拒否したり、失望したりしていたそんな自分を認め、受け入れてもいい眺望が開けてくるのです。

そこには、心の中に住んでいるモンキーマインドも顔を出すでしょう。

時にはイライラさせる存在だったそのモンキーマインドが、実は、いろいろなできごとに対して、一生懸命、反応し、間違いをたくさん犯しながらわたしたちを守ろうとしてきたことがわかります。自分がどんな心のパターンでものごとに反応してきたかを知ることになるのです。

そのモンキーマインドを含めた〝わたし〟という存在を、認め、受け入れる。

それは新しい自分との出会いです。

どんな体験も、とらわれない限り、波と同じように、生じ、とどまり、消えていきます。

波が立ったら、どんな波かを観察し、時に戯れ、時には果敢に乗り越えていく。波にのまれたら、笑いながら海の中から顔を出す。

肩の荷を降ろして、体験と向き合い、トライ&エラーしていけばいいのです。

完璧である必要はない。

自分を受け入れ、不安や自己批判とうまくつきあっていく自信はそこから生まれます。

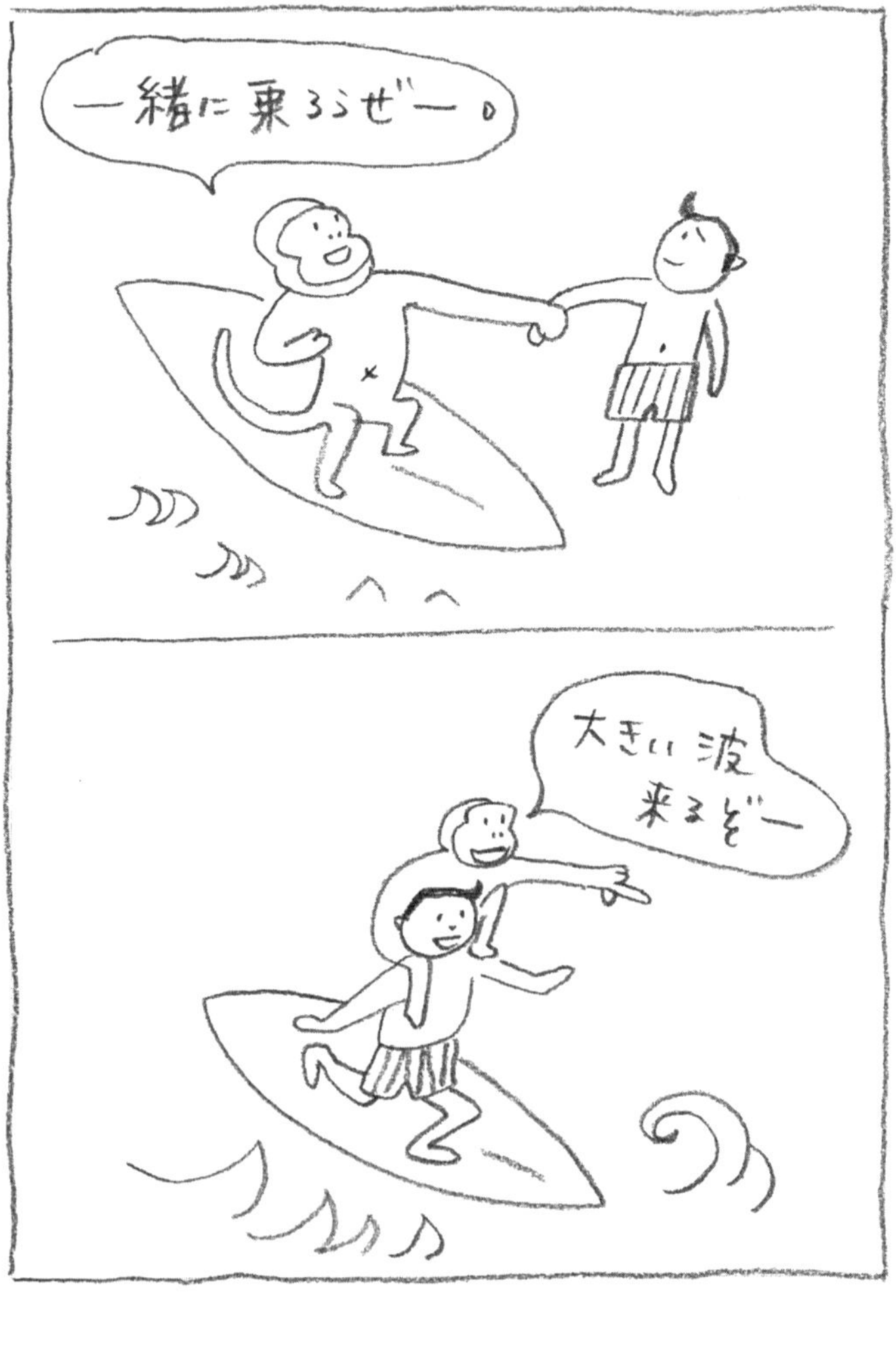
一緒に乗ろうぜー。
大きい波 来るぞー

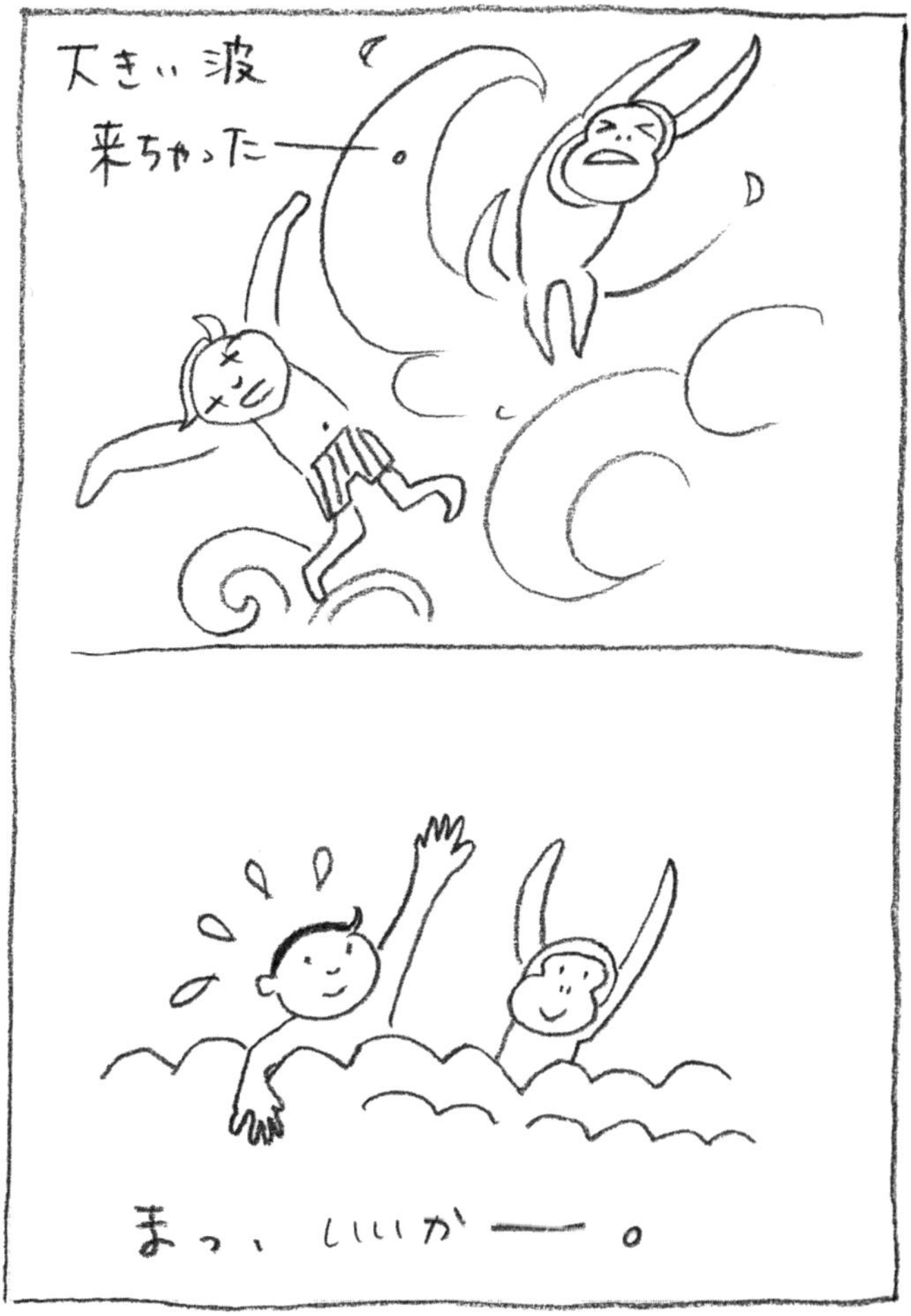
大きい波
来ちゃったー。
まっ、いいかー。

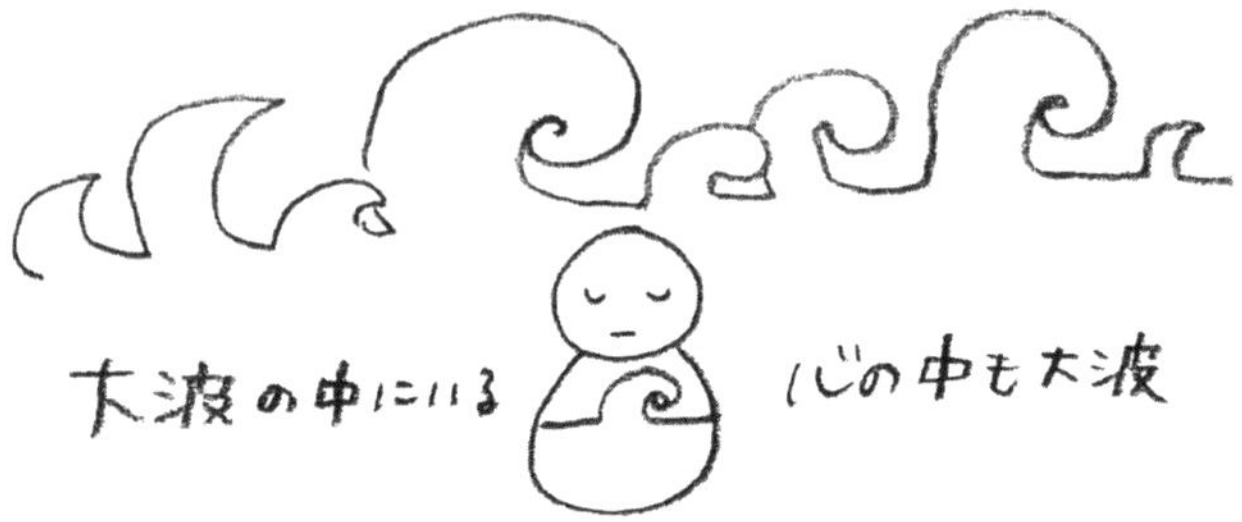
大波の中にいる
心の中も大波

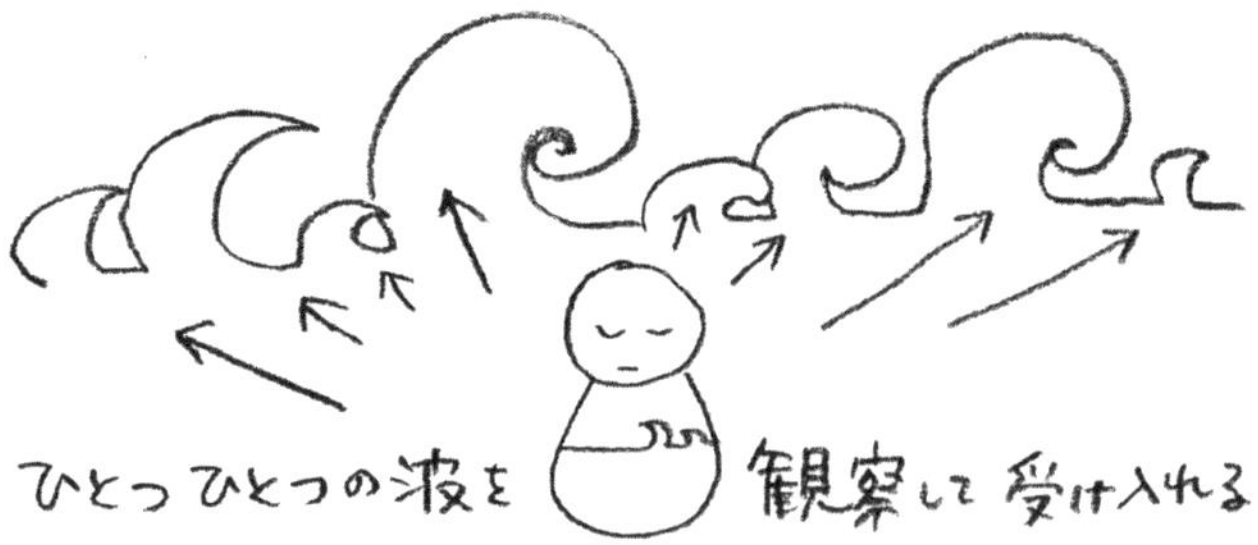
ひとつひとつの波を
観察して受け入れる

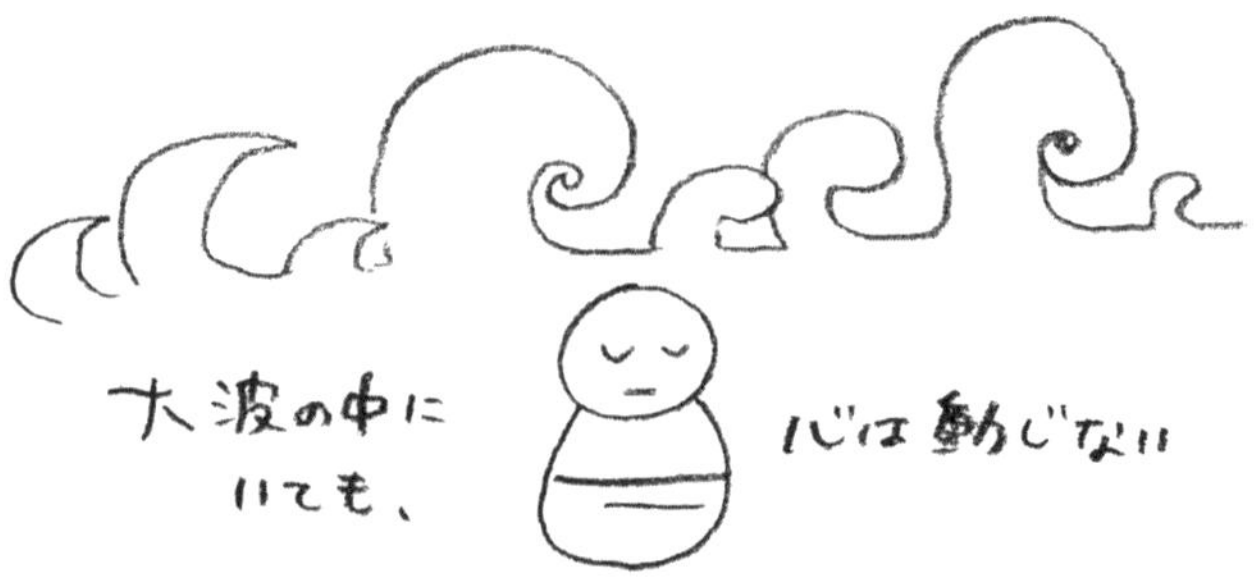
大波の中にいても、
心は動じない

付録

4つの瞑想法

座る、立つ、横になる、そして歩きながら行う

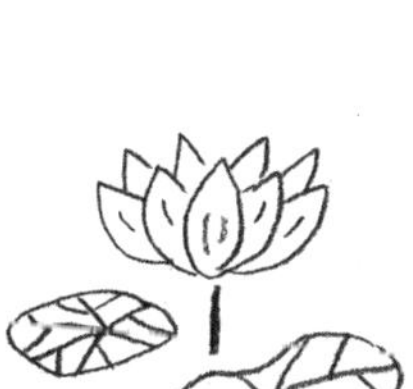

座って瞑想する

体と心はつながっています。そのため、体を安定した状態に持っていくと心がそれに続きます。

座って瞑想すると、床との接触面が多くなるだけでなく、体の位置も低くなるので安定感が生まれます。理想的なのはフルロータスでの瞑想で、抜群の安定感が得られるでしょう。

座って瞑想する時のもうひとつのポイントは、背骨をまっすぐ立てることです。足に痛みがあったり、不快感があったりする場合は、無理をせずに椅子に座って瞑想しましょう。

椅子に座っての瞑想も同じですが、瞑想を習慣化するには、一日のうちのいつ瞑想をするか決めたほうがよいでしょう。静かで邪魔が入らない場所、安定して座れる平らな場所を選び、最初は3～5分から始めます。瞑想時間はじょじょに伸ばしていき、日に20分、できれば40分を目指しましょう。

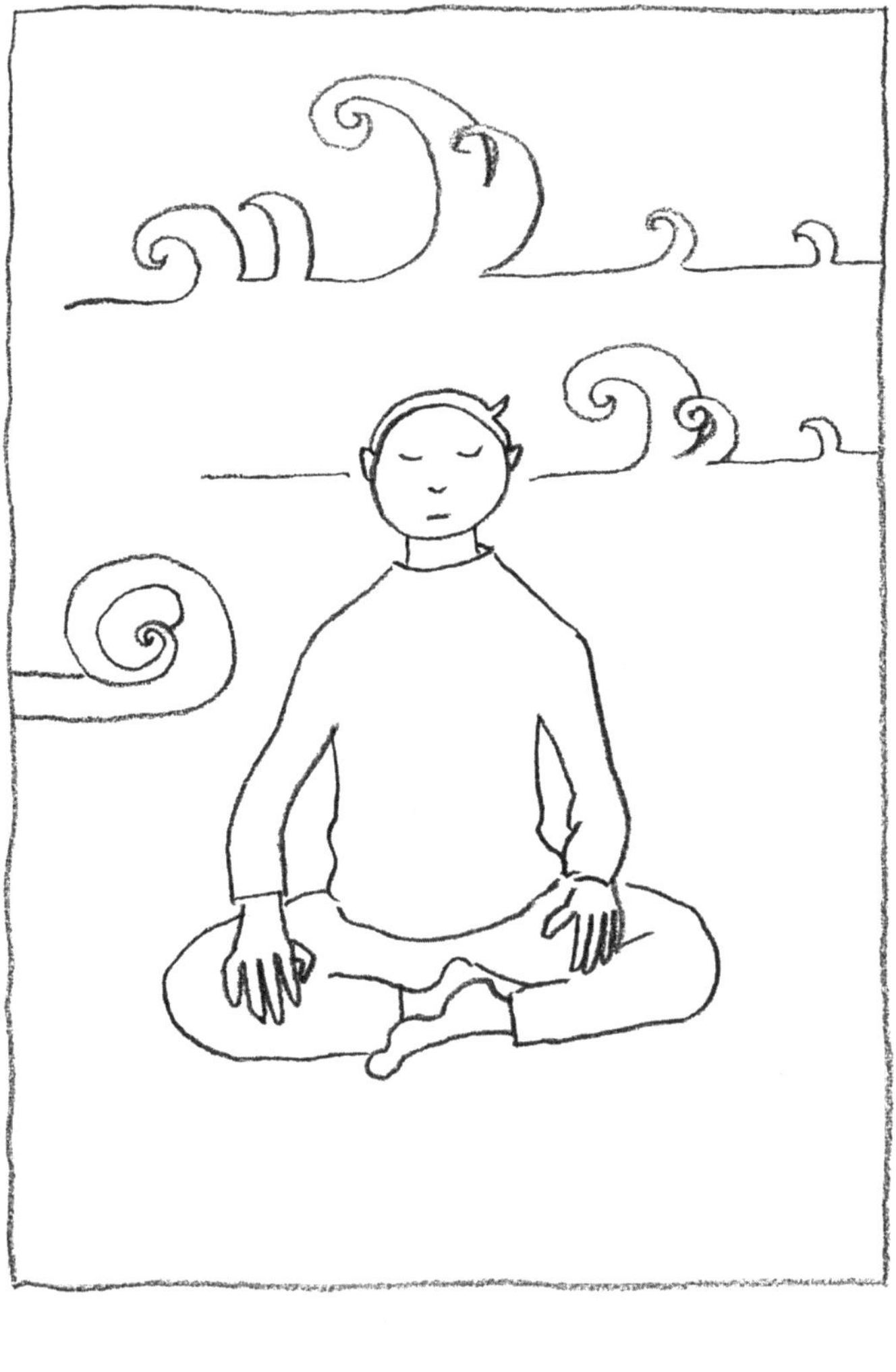

座っての瞑想

1、ゆったりと座る

体の前で足を組む。座り方には、フルロータス（蓮華座）、ハーフロータス（半蓮華座）、クォーターロータス（1／4蓮華座）、ビルマ人のあぐらがある。フルロータスは両足とも反対側のももの上に乗せる座り方で、ハーフロータスは、一方の足だけ反対側のももの上に乗せる座り方だ。クォーターロータスは、一方の足だけ反対側のふくらはぎの上に乗せる座り方だ。そのほかにも、ビルマ人のあぐらと呼ばれるものがある。一方の足のかかとを体につけて、もう一方の足を折り曲げてその前に持ってくる座り方でほとんど負担がかからない。

座る時のポイントは、ひざの位置が腰より高くならないこと。座布団とやや固めのクッションを用意し、座布団を敷いた上にクッションを置く。クッションの前部分に座って腰の位置を調整する。座ったら、まず左右に体を揺らし、次に前後に揺らして体の中心ラインを確かめる。左右の座骨に均等に体重を乗せ、骨盤を安定させる。

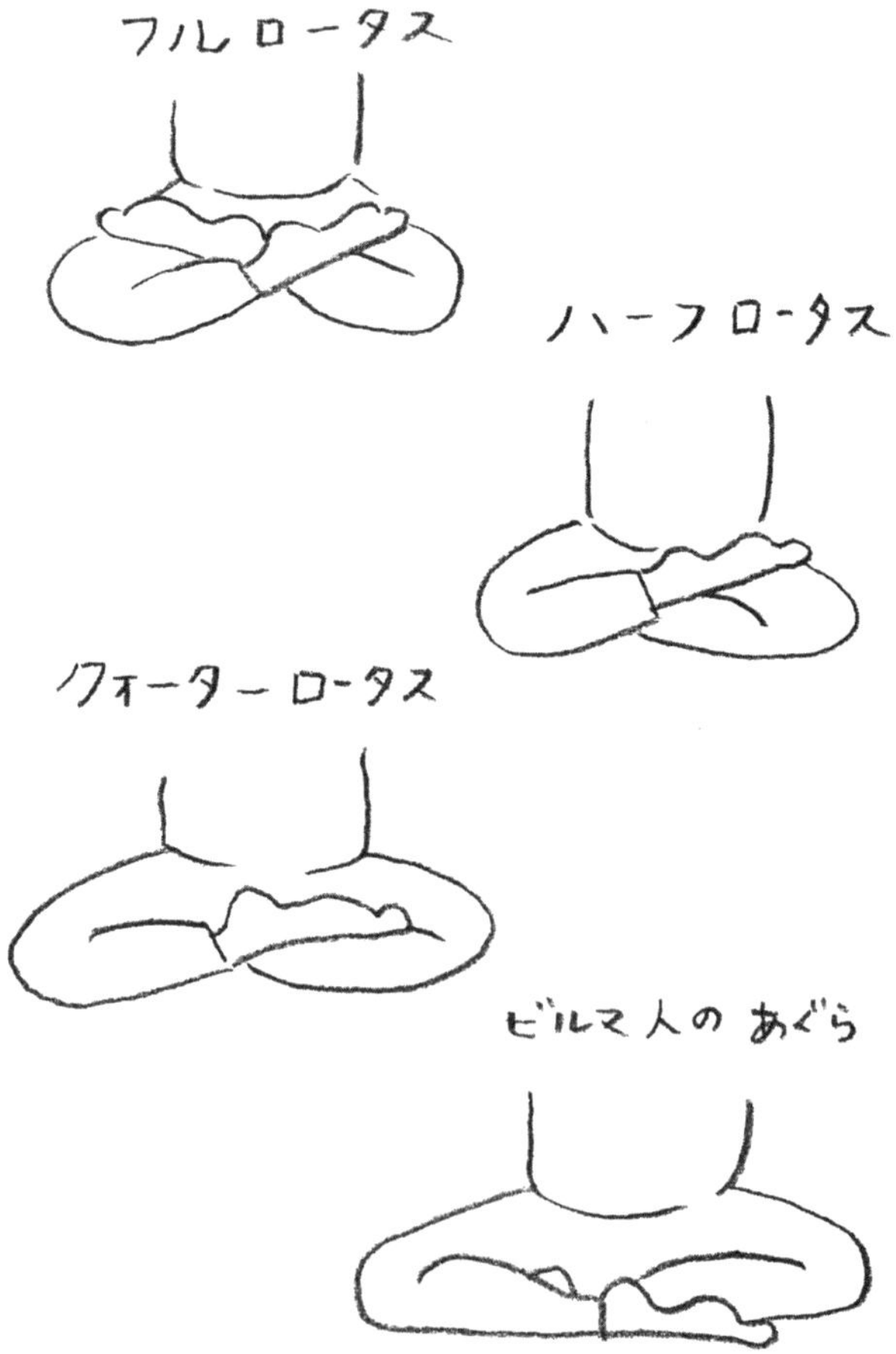
フルロータス
ハーフロータス
クォーターロータス
ビルマ人のあぐら

体の重さを意識し、その重さが地中深くに向かう感じにする

2、背骨をまっすぐに立てる

背骨をまっすぐに立て、頭、首、胴、腰までが一直線になるようにする。背骨を直立させると、「注意を保て！」という信号が脳幹に伝わり、生理的にも注意力が喚起される。また、肺が広がるので呼吸が楽になり、体と心が自然に落ち着いていく。背骨に力を入れないように。頭頂に糸がつながっていて、空に向かって引っ張られているようイメージするとよい。おなかに力を入れず、やわらかく保つ

3、手をももの上に置く

体の側面に沿って上腕を下ろして手をももの上に置くと、手がちょうどいい位置に落ち着く。手のひらは下に向ける。ももの上で、上向きにした一方の手のひらを、同じく上向きにしたもう一方の手のひらに重ねてもいい

4、肩の力を抜く

肩の力を抜く。肩を少し後ろに押すと、背中がしっかり保たれて前屈みにならない

5、あごを引いて、口を少し開ける

少しだけあごを体の方に引き、口を少し開ける。こうすると、あごや首の周辺の筋肉がゆるみ、肩の力が抜ける。舌を上口蓋に軽くつけると、息の移動がスピードダウンして、心が落ち着いていく。

禅定印と智慧の印

眠くなった時は空中で禅定印を結ぶと効果的だ。一方の手のひらをもう一方の手のひらに重ね、上になった両親指を近づけて横向きの卵形の空間を作る。親指どうしを、触れそうだが完全には触れない位置に保つ。腕はももに乗せず空中に保つ。こうすると、注意力が喚起され眠気を抑えることができる。ふだんは、両親指をつけて、ももの上に自然に置く。

智慧の印は、親指と人差し指をしっかりつけて、残りの3本は離して自然に伸

ばす印の結び方だ。

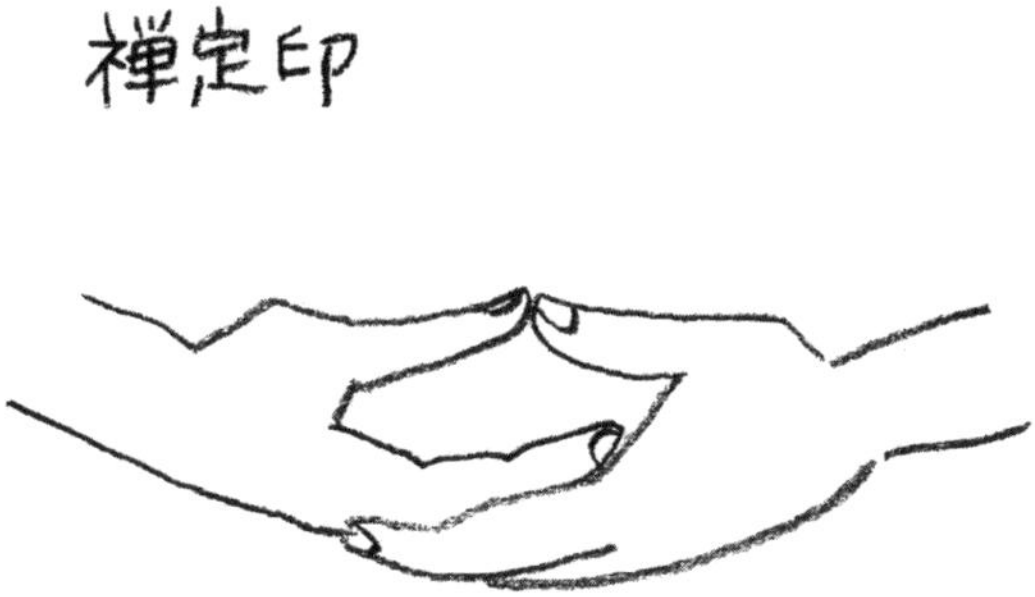

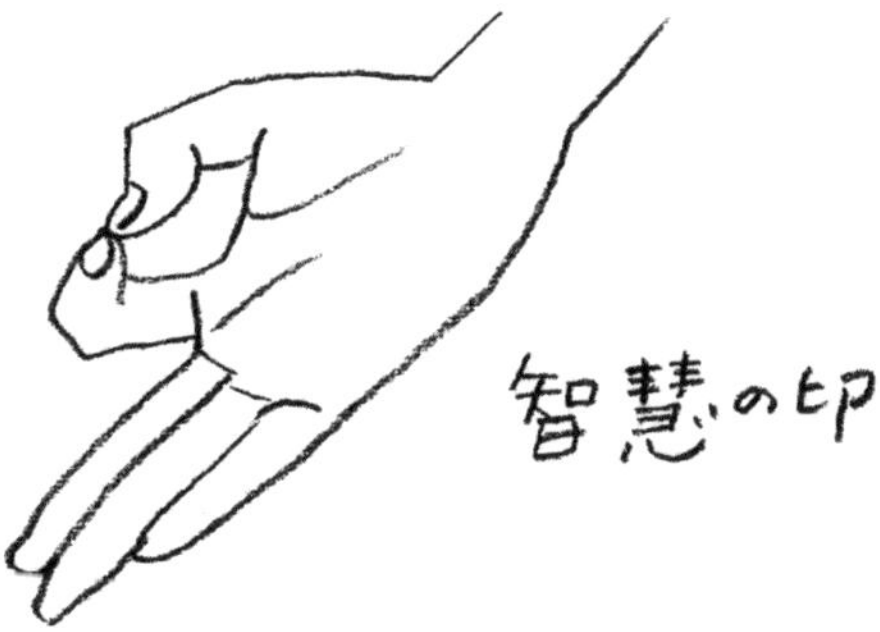

フルロータスを組むための準備運動

心と体がもっとも安定するのがフルロータス（蓮華座）です。

フルロータスを組んでいて足が痛くなったら、ハーフロータスやクォーターロータスに変えて瞑想を続けます。こうしてじょじょにフルロータスで瞑想する時間を長くしていきます。フルロータスを一定時間続けられるようになるにはかなりの練習が必要で、無理なく座れるようになるまで、数年かかる場合もあります。

無理にフルロータスを続けると、足の痛みがじゃまをして瞑想どころではなくなります。また、ひざや足首の関節を悪くしかねません。とくに、足に痛みがあったり、ももに足を乗せた時に不快感があったりしたら、フルロータスは避けたほうが無難です。

フルロータスを無理なく組むには、お尻やももにある関節や筋肉のやわらかさが必要で、ヨガにはこの部分をやわらかくするポーズがいくつかあります。ここではふたつ紹介します。

フルロータスを組むために

①　ひざを曲げて足裏をあわせ、ひざを外側に開いて座る。両方のかかとを骨盤にできるだけ近づける。足先を両手で包むように持つ。背筋を伸ばして肩を下に引っ張る。ゆっくりと息を吐きながら上体を前に倒す。10回繰り返す

②　これはハトのポーズと呼ばれているもの。最初にうつぶせになる。床に両手をついて上体を起こしてそらす。右ひざを曲げ、右手首の内側にもってくる。右ももと右すねを床につける。左足を後ろに伸ばし足先も伸ばす。腰を落として床に近づける。このとき右ひざの角度が大きくなるほど負荷が強くなる。骨盤がゆがまないように注意する。右側のお尻が床から浮かないようにする。両手を前に伸ばしてその体勢のままうつぶせになる。もう一方の足を使って同じ動作を繰り返す

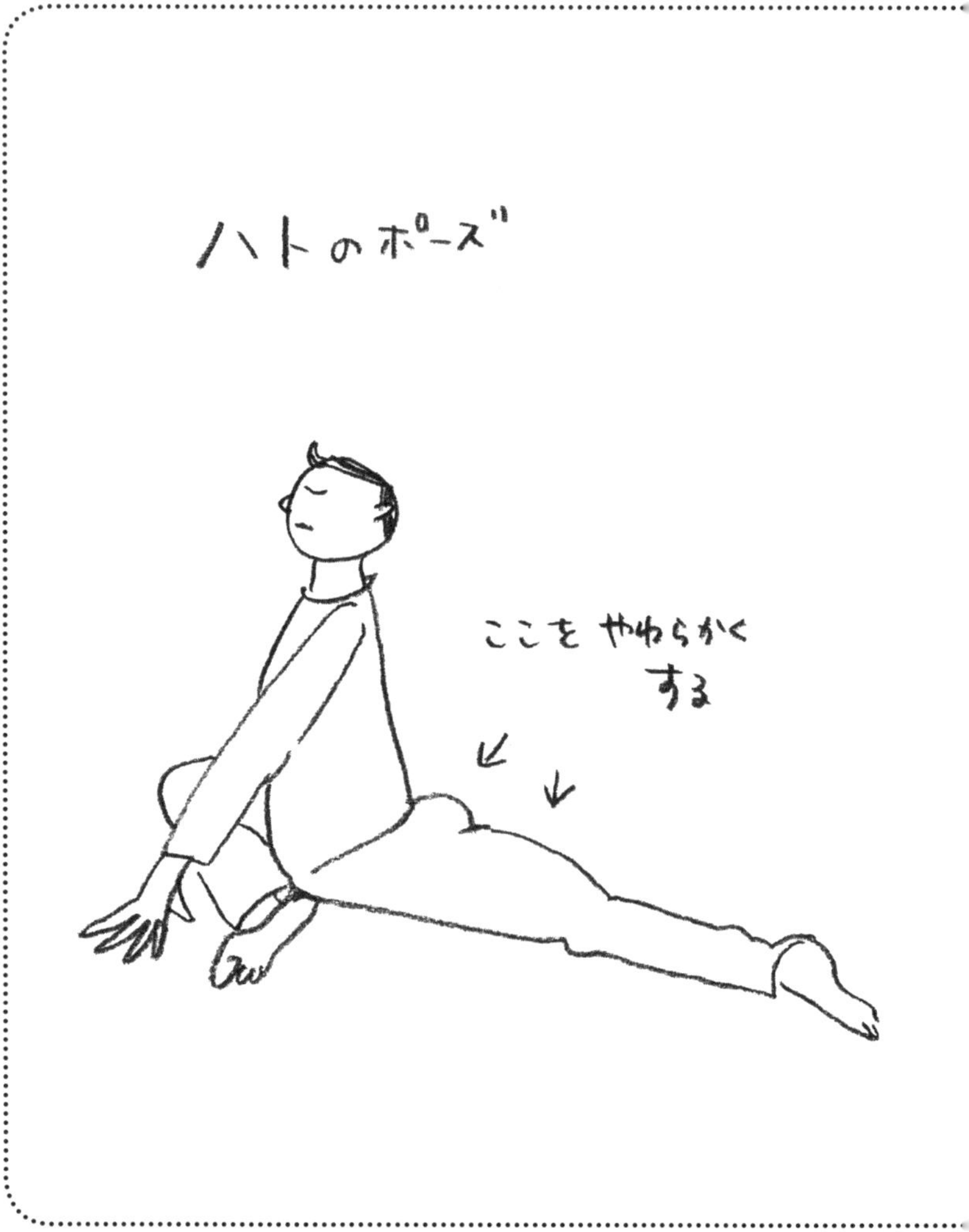
ハトのポーズ
ここをやわらかくする

立って瞑想する

立ってやる瞑想は、ふだんの生活の中で、時間を見つけて行うことができます。たとえば、通勤中の電車の中、行列に並んだ時、エレベーターを待っている時などは、デフォルトモードに入りやすいものです。そういった時間を利用して、瞑想の練習時間にあてるようにします。

ちょっとした時間を使ってリラックスしたり、リフレッシュしたりする時にも適しています。

〃床に座ってやる瞑想〃中に、足がしびれて続けられない時や、どうしても眠気に打ち勝てない時には、立ち上がっての瞑想に変えてもよいでしょう。

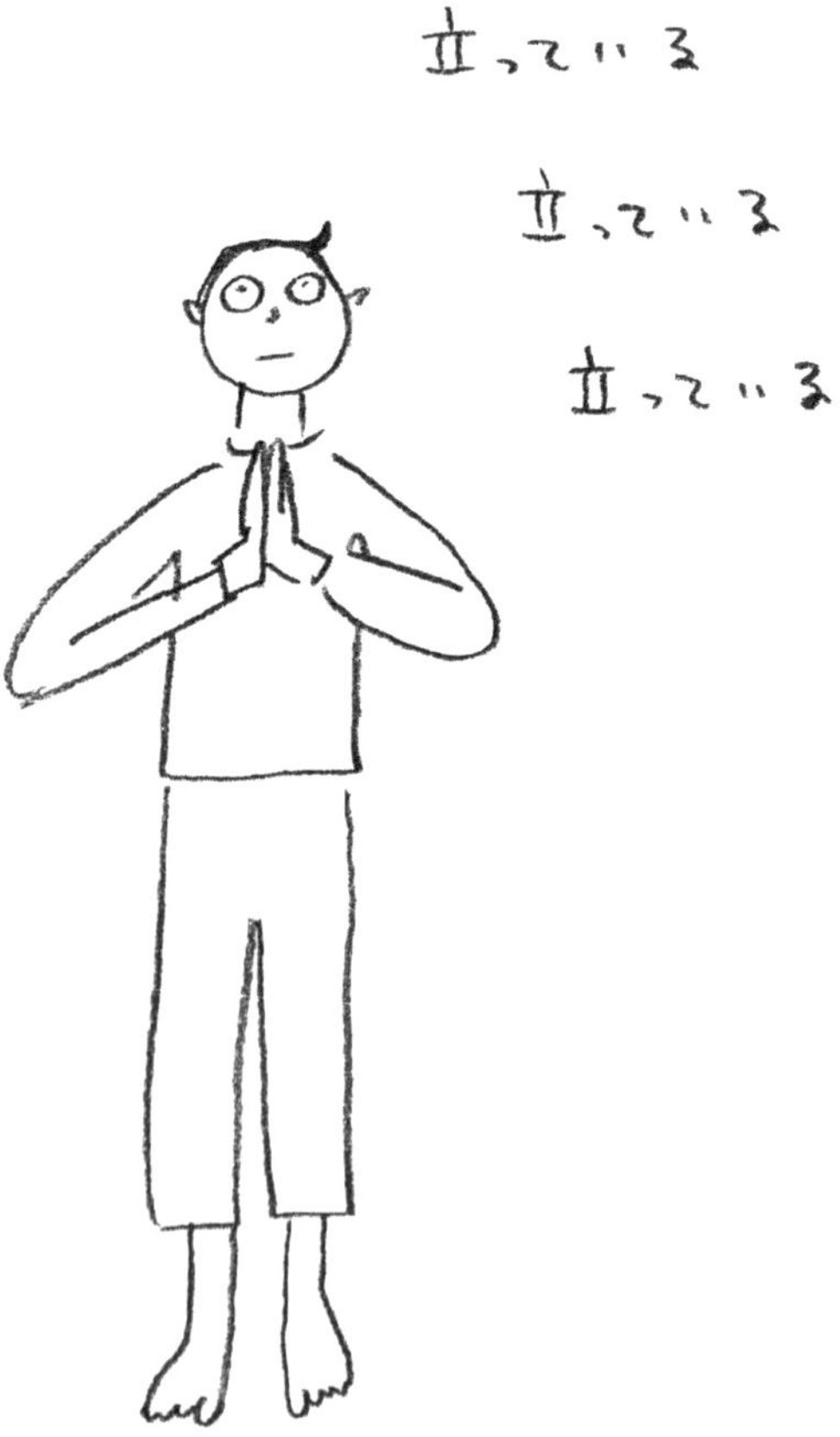
立っている
立っている
立っている

立っての瞑想

1

両足を半歩開いて平行させる。
足裏全体を地面や床につけて安定させる

2

ひざを少し曲げ、背骨を立てる。
この時、胸を出すのではなく、尾てい骨から背骨の骨を
一つずつ下から起こしていく感じで伸ばしていく

3

肩をリラックスさせる

4

胸の前で手のひらをあわせ、ひじを張る。あるいは、おなかの前で、
両手のひらを上にして重ね、親指をつける。
または、前か後ろで手を組む。
（もちろん、電車の中ではつり革から手を離さないように）

5 あごは少し引く。顔とあごの緊張を解き、舌を上の口蓋につける

6 目を閉じてもよいが、少し開けたほうがバランスを取りやすい。この場合、やわらかい視線で数メートル前を見る。焦点はあわせない

7 瞑想に入る。立って瞑想する場合、呼吸の焦点をおなかに置くと、体のバランスが取れて安定する

横になって瞑想する

睡眠前、あるいは、病気で臥せった時などは横になったまま瞑想するとよいでしょう。

睡眠前はデフォルトモードに戻って、心がさまよい出やすくなる時です。悩み事があると寝付きも悪くなります。病気の時も、あれこれネガティブな思考や感情にとらわれがち。瞑想することで静かでおだやかな気持ちになれば、病気からの回復も早まるでしょう。

横になっての瞑想は、呼吸の焦点をおなかに置くと眠たくなります。そのため、日中は鼻腔に焦点を置き、就寝前はおなかに焦点を置くとよいでしょう。

体の右側を下にするのは心臓が左にあるからで、こうすれば、心臓に負担がかかりません。首に痛みや問題がある場合は、頭を支えないようにします。病気の時は10分を限度にします。

横になっている

横になっている

横になっている

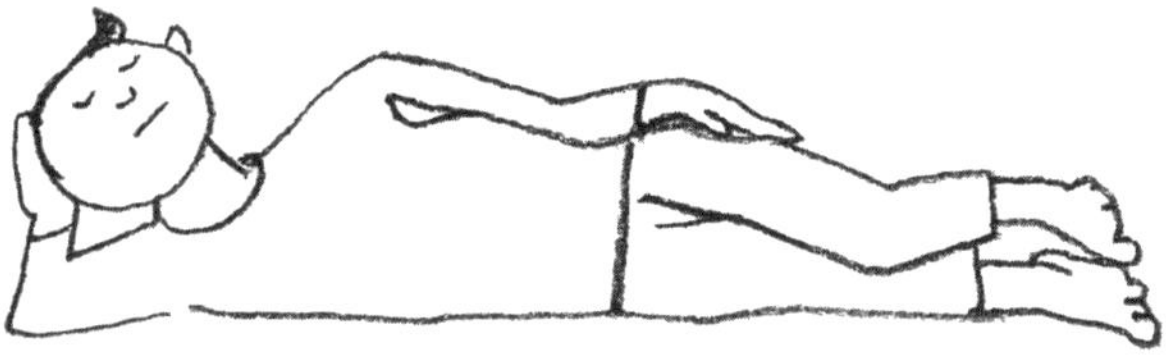

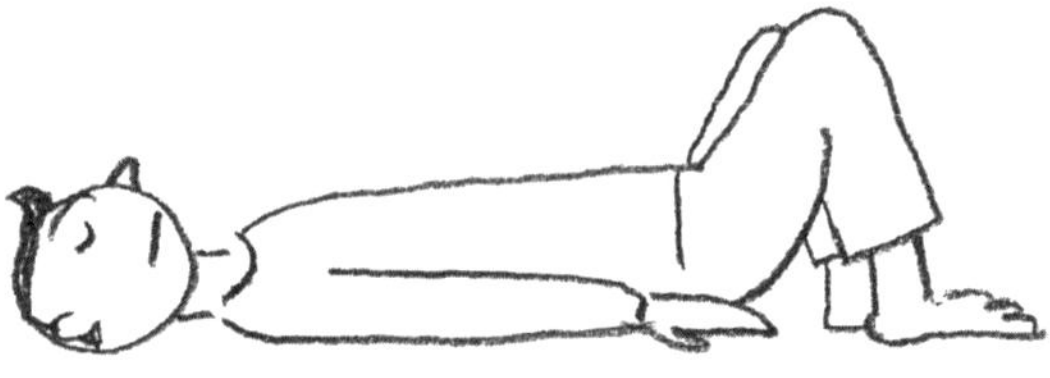

横になっての瞑想

1
体の右側を床に着け、右ひじを床に着けて頭を支える。
左手は体の左側面に置く

2
ひざを少し曲げる。左足のひざを少し多めに曲げると、
右足のひざとくるぶしに過度の圧力が掛からない

3
体を支えるクッションを右の脇の下に置く

4
瞑想に入る

5
頭にかかる圧力が不快感につながるので、
頭を支える右手の位置をときどき変える

●仰向けになっての瞑想法もある。この場合、仰向けになってひざを曲げ、ひざ先を天井に向ける。足は床に平らに着け、瞑想に入る

歩きながら瞑想する

「歩く瞑想」は、歩行動作のすべてに細かく注意を払う瞑想法です。歩く感覚に集中すると雑念が浮かびにくいので、座っての瞑想よりも、注意の焦点をあわせやすい瞑想法だといえるでしょう。

部屋の中であれば、5～15歩の距離がある場所を選びます。一歩一歩の足の動き、体の動きに注意の焦点をあわせるため、普通に歩くよりもかなりスローペースで歩くことになります。

ふだんの歩き方と違うためにバランスが崩れやすくなります。慣れるまでは、手をつけることができる壁際を歩くのが理想です。

足を上げている、動かしている、下ろしているとラベリングしていき、無理なくラベリングできるようになったら、筋肉の動きなどもっと細かい変化にもスポットライトを当てていきましょう。

歩いての瞑想

1

歩くラインの一方の隅に立って呼吸をととのえる。

両足に均等に体重を乗せ、地面から受ける圧力や体にかかる重力を感じる。手は、前や後ろで組むか、体の横に自然にたらす。バランスを取るために目は開けるが、焦点はあわせない。

「立っている、立っている、立っている」とラベリングする

2

左足に体重をゆっくりと移動させる。

左足に体重が乗った時の感覚に注目する

3

ゆっくりと右足を上げる。

ひざが曲がっていく感覚に注意の焦点をあわせる。

「上げている、上げている、上げている」とラベリングする

4

ゆっくりと右足を前に出す。足を前に出した時の感覚に注意の焦点をあわせる。ひざを出す感じ、足先が伸びる感じを意識する。

「動いている、動いている、動いている」とラベリングする

5

ゆっくりと右足を地につける。足を下ろす時に足にかかる重力を感じる。着地した時の右足への体重の移動を感じる。

左足の体重が軽くなるのを感じる。

「下ろしている、下ろしている、下ろしている」とラベリングする

6

少し間を空け、体重が左足から右足へ移った時の感覚を確認する

7

反対側の足で同じ動作を行い、それを繰り返す

8

歩くラインの反対側の隅に着いたら、そこで呼吸をととのえ、両足に均等に体重を乗せ、地面から受ける圧力や体にかかる重力を感じる。「立っている、立っている、立っている」とラベリングする

9

ゆっくりと向きを変える。「回っている、回っている、回っている」とラベリングする

10

回りきったら、そこで呼吸をととのえ、両足に均等に体重を乗せ、地面から受ける圧力や体にかかる重力を感じる。「立っている、立っている、立っている」とラベリングする

11

2からの動作を繰り返す

●呼吸に注目する方法もあります。この場合、息を吸い込みながらかかとを持ち上げ、息を吐きながらつま先を立てます。息を吸いながら足を上げて前に出し、息を吐きながら足を下ろして床に着けます。別の足で同じ動作を繰り返します

●思考や感情、音などに煩わされたら、動きを止めて心のさまよいにスポットライトを当ててラベリングします。それから歩行に戻ります

●歩く瞑想で注意集中力を鍛えることもできます。この場合は、足裏に注意の焦点をあわせ、地面の硬さや柔らかさ、足取りの軽さや重さを確認しながら、一歩一歩の感覚を足裏から感じ取っていきます。これはふだんの歩行にも応用できます

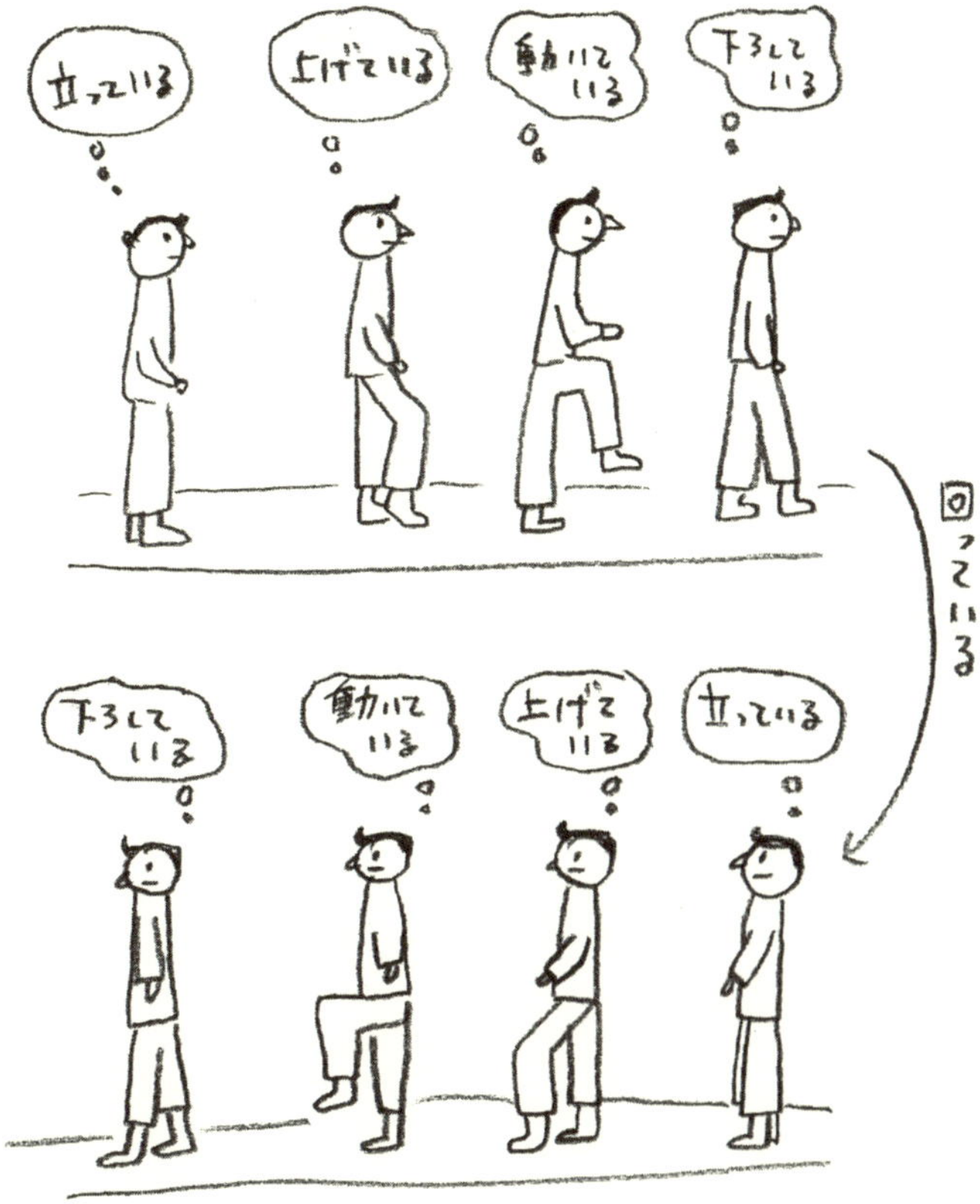
立っている
上げている
動いている
下ろしている
回っている
下ろしている
動いている
上げている
立っている

著者プロフィール

伊藤　翠（いとう すい）

文筆家、ブッディスト、脳神経学マニア

1957年静岡県生まれ。出版社勤務の後、独立。先端医療、オルタナティブメディスン、食養生などの垣根を越えて、幅広く「治癒」について取材し執筆してきた。また、この分野で多数の本を編集してきた。一方で、ラム・ダス、ティモシー・リアリー、ジョン・C・リリーなど、60年代のカウンターカルチャーを牽引した精神の探求者へのインタビューを入り口に、禅宗、チベット密教、古神道、ネイティブアメリカンなどの指導者を取材する。長年にわたり、マインドフルネスの源流にある、ヴィパッサナー瞑想とサマタ瞑想を実践している。最近では、神経画像処理技術があきらかにしていく仏教瞑想法の効果について強い興味を持っている。著・監修書に、『百科クスリになる食べ物』（主婦と生活社）、『キレイになる薬草茶』（双葉社）、『マクロビオティック式養生生活』（洋泉社）などがある。

ブログ　neuralbuddhist.com

自分を受け入れるためのマインドフルネス

2016年２月28日　初版第１刷発行

著　者　伊藤　翠

発行者　瓜谷 綱延

発行所　株式会社文芸社

〒160-0022　東京都新宿区新宿１－10－１

電話　03-5369-3060（編集）

03-5369-2299（販売）

印刷所　図書印刷株式会社

ISBN978-4-286-17347-4